赵绍琴亲传医学全集

赵绍琴温病论

赵绍琴◎著

中国健康传媒集团

中国医药科技出版社

内 容 提 要

赵绍琴先生是当代著名的温病大家。本书分为温病治验提要和温病讲座两部分。"温病治验提要"是先生毕生治疗温病独到的学术观点和心得经验，是一篇辨治温病的纲领性文章，概括了温病治疗全过程，内容简明扼要，重点突出。"温病讲座"共 11 讲，是先生亲自系统地讲授"温病治验提要"的课堂内容的还原，包括温病卫、气、营、血各阶段之辨治大法、纠偏救误之道理与手段，临床用药的配伍和分量等内容。本书适合中医临床工作者、院校师生及中医爱好者。

图书在版编目（CIP）数据

赵绍琴温病论 / 赵绍琴著 . — 北京：中国医药科技出版社，2018.12
（赵绍琴亲传医学全集）
ISBN 978-7-5214-0522-4

Ⅰ . ①赵… Ⅱ . ①赵… Ⅲ . ①温病学说—研究 Ⅳ . ① R254.2

中国版本图书馆 CIP 数据核字（2018）第 239464 号

本书视频音像电子出版物专用书号：

ISBN 978-7-88728-239-2

美术编辑　陈君杞
版式设计　也　在

出版　**中国健康传媒集团** | 中国医药科技出版社
地址　北京市海淀区文慧园北路甲 22 号
邮编　100082
电话　发行：010 - 62227427　邮购：010 - 62236938
网址　www.cmstp.com
规格　710×1000mm $\frac{1}{16}$
印张　10 $\frac{1}{2}$
字数　162 千字
版次　2018 年 12 月第 1 版
印次　2024 年 1 月第 4 次印刷
印刷　大厂回族自治县彩虹印刷有限公司
经销　全国各地新华书店
书号　ISBN 978-7-5214-0522-4
定价　**39.00 元**

获取新书信息、投稿、为图书纠错，请扫码联系我们。

编写说明

余侨居海外三十载，仍遵先父所嘱，承祖训，推中医，惠天下百姓。怨余偏居一隅，未能逐一复习先父遗作，更无暇审视，以致先父遗作出版近二十年来，各种版本混杂不明，读者竟无所依。余愧对先父和读者多矣。

感谢中国医药科技出版社中医药编辑中心，首次对先父遗作进行了系统、准确和全面的重新校正和编辑，名为《赵绍琴亲传医学全集》，我颇感欣慰。本丛书共6册，包括《赵文魁御医脉案》《赵绍琴浅谈温病》《赵绍琴温病论》《赵绍琴临证400法》《赵绍琴内科学》《赵绍琴临床经验辑要》。现作一简要说明。

《赵文魁御医脉案》一书由《文魁脉学》和《赵文魁医案选》汇编而成，分为"文魁脉学""御医脉案"及"附"三部分。《文魁脉学》和《赵文魁医案选》两书中原有的两个爱新觉罗·溥杰所作的序和先父的自序皆保留，不作修改。另外，在保持内容完整性的基础上，对两书的内容做了以下改动：①将《文魁脉学》原书之"文魁脉学概述""文魁脉学脉诊八纲"列入"文魁脉学"部分；②将《文魁脉学》之"文魁脉案选要"和《赵文魁医案选》之所有医案合并列入"御医脉案"部分；③"御医脉案"部分根据所记载脉案的特点，对相关脉案进行了重新排列组合，分列为"宫廷外部脉案"及"宫廷内部脉案"，删去了原来两书中重复的医案；④将《赵文魁医案选》之"先父赵文魁学术思想简介""附：清代太医院考"列入《赵文魁御医脉案》之"附"。

《赵绍琴浅谈温病》是由《温病浅谈》删掉"温病治验提要"而成书。另外，《赵绍琴浅谈温病》先父写的前言、《赵绍琴临证400法》及《赵绍琴临床经验辑要》先父的自序、《赵绍琴内科学》吕炳奎先生的序和先父的自序皆保留不作修改。

《赵绍琴温病论》由《温病浅谈》中的"温病治验提要"和《赵绍琴温病讲座》汇编而成，分为"温病治验提要"和"温病讲座"两部分。"温病讲座"从第三讲开始，附有二维码，可以扫描观看先父讲授温病的视频。这些视频是由北京中医药大学电教中心于1986年春录制的。遗憾的是，录像是从第三讲开始录制，缺少第一、二讲的视频。庆幸的是，录制了从第三讲到第十一讲共计九讲的授课现场视频，约近20小时，难能可贵。在此，向北京中医药大学表示衷心的感谢。

先父作古后，所出先父遗作，均未经家人审定，谬误遗漏难免。众所周知，先高祖父赵永宽乃晚清太医院御医，先祖父赵文魁为清末太医院使（院长）。故谢天恩，先父幼承家训，继从祖父三位门人：即20世纪30年代的北京四大名医之一汪逢春、太医院御医（恩粮）韩一斋和太医院御医（八品吏目）瞿文楼三位师兄名家临床研习，乃成一代中医巨匠！一生诊治救人至善，授业后学诚心。

有私下揣测者疑：既从学汪、韩、瞿三老，先父必是三老学生，此惑谬矣。盖此误源于不详国医、国术、国画、戏剧、曲艺等中国传统技艺的传授方式并非仅师授徒一种，尚有"代师收徒""弟从兄学"等其他授业形式。

先父遵祖父命，分从同门同师的汪、韩、瞿三位师兄临床研习，正是"弟从兄学"授业矣。在先父遗作中，除仓促成书而致个别字误外，先父从未称三老为师而代以先生，示心中恭敬感激。先父且尚存汪逢春先生的两份称"绍琴师弟"手书原迹及其余老的手迹和证词，足证在祖父面前，汪、韩、瞿三老与先父为同师同辈师兄弟也。

有异议者谓"绍琴师弟"称呼，有出于谦恭礼貌而称兄道弟的可能。此谓大谬！谦恭礼貌称弟为兄者，仅限同辈平辈，绝不可越辈分而为！倘称叔侄为兄弟者，属僭越辈分的无知无礼，忤逆无道！终究"君君、臣臣、父父、子子、夫夫、妇妇"之序不可乱纲常伦理也。

汪、韩、瞿三老乃深通纲常伦理之礼仪雅士，不会误称侄为弟，违史实而贻笑众人。

余借此次出版机会，代表赵绍琴家族全体，在此申明先父的师承源流。

赵民华

2018年写于意大利

前　言

欣闻中国医药科技出版社即将出版一套名为《赵绍琴亲传医学全集》的丛书，其中将赵老原著《温病浅谈》中的"温病治验提要"与《温病讲座》合为一本，更名为《赵绍琴温病论》。这真是一件利国利民的善举。恩师赵绍琴先生是一位一生都在践行大医精诚的苍生大医，医德高尚，医技精湛，屡起沉疴，救人无算。他的书可以救人，是名副其实的"活人书"。仅就温病学而言，赵绍琴先生所论创见极多，对温病学的发展贡献极大。这次中国医药科技出版社重编先生的温病论著，更名为《赵绍琴温病论》，颇有创意。我个人以为，在温病学发展史上，吴又可的《瘟疫论》、叶天士的《温热论》都是具有里程碑意义的名著，在我心中，赵绍琴先生对温病学的贡献也是具有里程碑意义的，因此，名之曰《赵绍琴温病论》可谓名副其实。付梓之际，出版社约我重写"前言"，那还得从10多年前我第一次校读《赵绍琴温病讲座》说起。

2007年，我第一次校读先生的遗著《赵绍琴温病讲座》，得以再次目睹先生的容颜笑貌，再次聆听先生的谆谆教诲。回忆起34年前（1984年春）第一次聆听先生讲授温病的情形，历历在目，恍如昨日。正是先生那无比生动的第一次授课，充分展现了中医书本以外的精彩世界，促使我下定决心，从此追随先生，埋首临床，迄今30余年，不改初衷。时至今日，虽因生性愚钝，无所建树，然在自己所钟情的临床领域，尚称得心应手，胜任愉快，实先生之所赐也。

先生主编的温病学专著有《温病纵横》《温病浅谈》《温病讲座》。而最能集中展现先生温病学独到学术观点和丰富临床经验的著述则是《温病治验提要》，曾以专论的形式附于《温病浅谈》书末，是一篇辨治温病的纲领性文献。此次将《温病治验提要》摘取出来放于《温病讲座》之前，使先生的温病论更加系统，实乃幸事。

《温病治验提要》是先生一生诊治温病的心得体会和独到的临床经验总

结。此专论仿前贤之作，以条文的形式表述出来，共 23 条，2555 字，却已概括了温病治疗全过程，内容言简意赅，句句有深义。先生又自加注解，详为诠释。《温病讲座》就是以这部《温病治验提要》为蓝本，先生亲自讲授。由于受学时所限，先生在此次讲座中仅讲解了《提要》的前 10 条，始于温病初起邪在卫分，终于邪入血分证治。温病卫、气、营、血各阶段之辨治大法、纠偏救误之道理与手段，乃至临床用药的配伍与分量，无不详为解说。时至今日，能再次聆听，仍然犹如醍醐灌顶，令人茅塞顿开。

　　《温病讲座》的文字稿是根据先生为北京中医药大学研究生讲授温病的录像资料整理而成。这份录像是由北京中医药大学电教中心于 1986 年春在先生授课的课堂上现场录制的。当时我正忙于准备研究生毕业论文答辩，无暇聆听，深以为憾。其实，先生的这部温病讲座录像在网上流传已久，从第三讲到第十一讲，共计九讲，约近 20 小时。经查阅，现保存在北京中医药大学电教中心的原始录像资料也缺第一、二讲。据全程聆听了先生这次讲座的同学回忆，当时确实是从第三讲开始录制的。所以就实况录像资料而言，这第一、二讲的内容竟成了永远也无法弥补的缺憾。所幸当时的录音资料是完整的，这就为我们校读整理提供了可靠的参照资料。而校读整理所采用的方法，主要是仔细地观看录像、聆听录音，对照笔录文字，查疑补缺，纠错补漏。此外，还启用了一份重要的参照——师兄杨连柱提供的当时根据现场录音整理的文字稿，其中便包含了那次讲座第一、二讲的全部内容。这样，先生此次温病讲座的文字部分，经过校读整理，终成完璧。

　　赵绍琴先生是当代著名的中医学家，又是当代屈指可数的温病大家。这和先生的家学渊源不无关系。先生出身于清皇室御医家庭，其曾祖父以下三代均供职于清太医院为御医。其父赵文魁公为清末太医院院使（正院长）。先生幼承家学，熟读经典医著。自 1934 年 17 岁即继承父业，悬壶京城，为民治病疗疾。独立行医期间，又先后从学于北京四大名医之一汪逢春先生、太医院御医（恩粮）韩一斋先生、太医院御医（八品吏目）瞿文楼先生。白天随诸名家侍诊，入夜研读医学经典，集家学与京师诸名医绝技于一身，学验俱丰，以三代御医之后闻名于京城。历经 60 余年临床实践不断验证与创新，在学术上自成体系，是中国近现代北方燕京医学流派中御医学派的代表医家。

　　作为当代著名的温病学家，先生不但擅长临床治疗温热性疾病，而且对中医温病学理论也有所发展。"文化大革命"结束后，先生出任北京中医学院（现北京中医药大学）温病教研室主任近 20 年，根据长期大量的临床体会和对中医温病经典理论的深刻理解，针对临床诊治温病过程中普遍存在的问题提出了一系列具有指导意义的独到见解。

清代著名温病医家叶桂所著《温热论》提出："在卫汗之可也；到气才可清气；入营犹可透热转气；入血就恐耗血动血，只须凉血散血"，被视为指导临床辨治温病的基本大法。但对于卫、气、营、血不同阶段治法的理解偏差，往往会导致临床上治疗的错误。例如，叶氏指出："在卫汗之可也。"人们常常理解为温病卫分证可用解表发汗的方法治疗，以至于高等中医院校教科书《温病学》中也屡屡将"辛凉解表"作为卫分证的基本治法。先生认为，温病和伤寒在病机上最根本的区别就在于：温病是温邪犯肺，伤寒是寒邪客表；在治法上的区别就是：伤寒宜发汗解表，温病不可发汗，只宜辛凉清解。温病初起，误用发汗解表，则斑黄狂衄，祸不旋踵。故温病不可发汗，温病不可言表。清代医家吴鞠通早就有"温病忌汗"的警示。那么，如何理解叶氏"在卫汗之"的含义呢？先生指出：叶氏所说的"汗之"不是方法而是目的。温邪上受，首先犯肺。肺主气属卫，外合皮毛，故外来温邪，客之肺卫，可通过清解肺卫，由皮毛汗出而解。因此，温病初起应以辛凉清解为基本治法，这一观点经过先生的反复论证，最终为高等医药院校教材《温病学》采纳，纠正了长期以来把辛凉解表作为温病卫分证基本治法的传统观点。

叶氏云："到气才可清气。"清气法是温病气分证的主要治法。但临床上，卫分证和气分证并非像跨过门槛那样泾渭分明。针对临床上常常滥用清气寒凉之剂治疗高热证的弊端，先生指出要正确地理解和运用清气法。先生认为，叶氏所谓"到气才可清气"有三层含义，一是当邪气未到气分之时不可早用清气法；二是当邪气尚未完全进入气分之时，不可纯用寒凉清气之剂；三是只有当邪气完全进入气分，方可用清气法治疗，但也要避免过用寒凉，防止凝涩其邪，而致邪无出路。所谓"寒则涩而不流，温则消而去之"是也。

先生治疗温病，特别重视给邪气以出路。他认为，叶氏所确立的营分治法"透热转气"不仅适用于温病营分证，也适用于温病的各个阶段，关键在于"透热"二字，即给邪气以出路，扫除阻碍邪气外透之障碍，自可邪透热退。先生的这些独到见解，不囿于前人成见，完全得自临床，因而有较大的指导意义。

湿热病是温病中一大类病证，其发病率高，病程较长，治疗颇为棘手，常常缠绵难愈。昔年，北京四大名医之一汪逢春以擅长辨治湿热而闻名京师。先生追随汪老临床数年，尽得其传。先生生前曾将汪老所传授的宝贵经验总结为辨治上、中、下三焦湿热病一十二法，公之于世，汪老辨治湿热病的宝贵经验因此而得以流传后世，造福病家。且先生并不囿于家传兄授，其在长期临床实践中不断创新和发展，以擅长救治温热病中的急危重症而闻名于世，因而常常应邀到北京各大医院参与会诊救治高热、昏迷等急危重症。先生发现很多高热、昏迷等急危重症往往是由于误用或过用寒凉所致。于是，先生将临床上辨治温热病、湿热病过程中常见的误治归纳为四种表现：一曰湿阻，二曰凉遏，三曰寒凝，四曰冰伏。究其成因，不外温热或湿热病误服或过服寒凉，或恣食冷饮，以致温热或湿热之邪被寒凉阻遏凝涩，所谓"寒则涩而不流"，气机阻滞，热邪深伏于里，高热不退，清窍蒙蔽，闷乱昏蒙，呕恶腹痛，舌謇肢厥，诸证生焉。救治之法，视其寒凉凝涩之微甚，投以芳化、辛开、温通、透达之品，温通寒湿，解散寒凝，透邪外出，则病立愈矣。先生所示之法，皆得之于临床实践，用之而有验，真造福于病家者。

先生亲自系统地讲授《温病治验提要》，成就了《温病讲座》的十一讲，这是第一次，也是最后一次，因此，此次讲座可以说是一次真正意义上的"绝唱"。在将先生的温病讲座从"视频版"转变为"文字版"的过程中，最大限度地保持了先生讲座中口语化的讲授风格，使更多的人能够通过温病讲座的"文字版"去领悟先生辨治温病的精心妙法，为现今中医的传承发展做了一件大好事，也是对先生最好的纪念。然而，文字版的表现力毕竟逊色于视频音频，难以再现先生讲授中的神采奕奕：教诲学生要注重临床的语重心长；坚持中医要进步，反对倒退的慷慨激越；在学术争鸣中坚持真理批驳妄言的痛快淋漓。所有这些，恐怕只能通过视频、音频才能领略体验得到。因此，中国医药科技出版社此次出版的《赵绍琴温病论》，将先生的第三讲到第十一讲共计九讲的视频做成了二维码，放于相应的讲座旁，便于读者扫码学习。希望通过带有二维码的《赵绍琴温病论》的出版发行，使得更多的人能够学习领悟赵绍琴温病学和赵绍琴医学体系。

适逢纪念赵绍琴先生诞辰一百周年，这本《赵绍琴温病论》和丛书《赵绍琴亲传医学全集》作为一份厚重的礼物献给赵绍琴百年诞辰，将具有永久的纪念意义。

彭建中

2018 年 10 月于北京中医药大学

目 录

温病治验提要

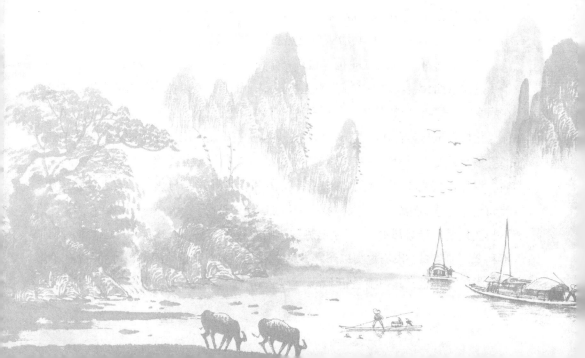

一、温热病乃温邪自口鼻而入，鼻气通于肺，经口咽而至，非邪从皮毛所感受。故温病初起必咽红而肿，口干，舌红，咳嗽，甚则有痰，或胸痛而喘，始在上焦，虽有寒热，却非表证，故曰在卫。

注：此系指新感温病。温为阳邪，蒸腾而上，肺是娇脏，其位最高，邪必先伤。伤寒乃寒邪阴凝，外伤皮毛，太阳受病，其主一身之表，故曰表证。温热病与伤寒，虽同为外感热病，二者迥然不同。咽为肺胃之门户，温病热盛伤阴，故咽红肿，口干，舌红。肺为娇脏，主宣发肃降，其受邪则郁闭，宣发肃降失常，因之咳嗽为必有之证。所以陈平伯《外感温病篇》曰："风温为病，春月与冬季居多，或恶风或不恶风，必身热咳嗽烦渴，此为风温证之提纲也。"温病初起，邪在上焦肺卫，病轻邪浅，其发热微恶风寒，不同于伤寒之以恶寒为主，惟当以此为辨。

二、湿热病亦属温病之一部分，重者湿与温合，如油入面，混成一体，名曰湿温。其为温热与湿邪互阻而成，决非温热挟湿可比。论其治法与温热病非一途也。

注：湿热病范围广泛，其包括湿温、伏暑、温热病挟湿。湿温病是因湿阻热郁的结果，热因湿阻，郁而热更炽；湿因热蒸，弥漫全身上下表里内外，且湿裹热郁，热在湿中，互相裹结，如油入面，难解难分，治之最为棘手。因湿为阴邪，水之类也，其性重浊黏腻，法当温化；热为阳邪，是熏蒸之气，治应苦寒以清之。若徒治其湿而用温燥则易助热，徒清热过用苦寒则湿又不易化，湿不化则热也不能清，故其治法与温热病用清热法不同。

湿温病并非感邪而发即是。它有一个湿阻热郁、湿邪化热的过程。笔者早年受过北京四大名医之一的汪逢春先生指点，汪老先生以擅治湿温病著称。汪老在病案中常写："湿热日久，蕴郁不解，湿温已成。"湿温病不是感邪即成，由于郁久化热，湿与热合才叫湿温，特别是一些情志不遂、气郁较重的人，感受湿热邪气最容易变为湿温。一些素体湿盛的人，如果感了湿热之邪，也不会变成湿温病。温热挟湿则不同，是温热中又挟持湿邪，其湿并未与热合，治之较易，如叶天士《外感温热篇》中谓："挟湿者，加芦根、滑石之流，……或渗湿于热下，不与热相搏，势必孤矣。"因之温热挟湿治疗较为容易，其挟湿阻滞三焦而小便不利者，加芦根、滑石之类以渗之，其挟湿阻于上焦兼见胸闷者，可加藿香、郁金之类以宣化之，其与湿温病不同。湿温病治疗当宣畅三焦，要分湿重、热重和湿热并重，及湿在上焦、中焦和下焦，分别采取芳香宣化、苦温燥湿、淡渗利湿等法。

三、伤寒，古人述之甚明，是皮毛感受风邪或寒邪，故脉浮紧或脉浮缓，称之伤寒与中风，皆是风寒在皮毛，外束于太阳之经。太阳之脉起于目内眦，上额交巅入络脑，还出别下项，循肩膊内夹脊抵腰中，或头痛项强而恶寒，或体痛呕逆，脉阴阳俱紧。方用辛温解表或解肌，以求其汗，三者根本不同，用药亦异也。

注：自汉代以来，温病皆谓伤寒，即广义伤寒，如《素问·热论》："今夫热病者，皆伤寒之类也。"悉以伤寒之法治疗温病，因之变证丛生。寒为阴邪而凝涩，温是阳邪而蒸腾，故寒邪犯人，先伤足太阳膀胱经，其为寒邪外来，卫阳被郁，治宜辛温，风邪伤营，汗出恶风自当辛温解肌，其与温邪在卫治法不同，用药大异。

四、温热病邪从口鼻入肺，咽红且痛，甚则作咳，脉必浮数，口渴，咽红。肺外合皮毛，故云在卫。卫分证必寒热，头痛，非是表邪，乃火热内郁之象，决不可误认为表证而用解表求汗之法。此虽形寒，而舌红、口渴、咽干皆是热象，或前额有汗，乃火热上蒸之象，用药当以疏卫开郁，若过寒凉必遏其热，气机闭塞，卫失疏和，反而增重矣。

注：温为阳邪，蒸腾而上，从口鼻吸受，肺先受病，肺主气属卫，外合皮毛，故称在卫，此因肺之宣降失常，影响到卫外功能，所以，温病卫分证是在表位，与伤寒表证不同。卫分证发热，微恶风寒，是肺经郁热证。肺主宣发肃降，卫阳之气靠肺之宣发肃降而达体表，即《内经》所谓：上焦开发宣五谷味，熏肤、充身、泽毛，若雾露之溉。肺为娇脏，其受邪则郁闭，故而宣发肃降功能失常，卫阳之气不能顺利抵达于体表。热郁于肺，体表卫气减弱，因之发热微恶风寒，是发热重而恶寒轻，不同于伤寒之寒邪袭表，直伤皮表之气，其恶寒重而发热轻。

温病卫分证实为肺经郁热证，其舌红、口渴、咽干均是热盛伤阴之象。治宜疏卫开郁，即宣郁清热之法。其郁开热清，肺恢复其宣发肃降功能，津液得以布散，营卫通畅，自然微汗出而愈。卫分证，邪在肺卫，病轻邪浅，其在上焦，治宜轻清，宣泄上焦，忌用辛温，但亦不可过于苦寒，寒凉则易使气机闭塞，郁不能开，热不得外达，病必增重。药如银花、连翘、桑叶、菊花、豆豉、桔梗、杏仁、枇杷叶、芦根等。即是辛凉之味，亦不可过重。如笔者曾治一老妪，年近八旬，感冒初起发热恶寒，咳嗽痰鸣，其女儿为中医大夫，开始即用抗生素，热势不退，继以银花、连翘、大青叶、板蓝根各 30g，患者服后，不仅热势不减，竟大便稀水，神志不清，咳喘，周身浮肿。诊之：舌白苔腻，质红，脉弦数而沉涩，此过服寒凉，热遏于内，肺气不宣，肃降失职，故咳喘。寒伤脾阳，三焦不畅，故泄泻如水。当温散寒凝，宣畅气机，令邪仍从肺卫而解，药用宣阳化湿疏解，方如荆穗炭 10g，防风 6g，苏叶 10g，葛根 10g，黄连 3g，灶心土 30g，茯苓 10g，1 剂则神清而泻止，2 剂则遍体小汗，肿退而愈。

热郁肺卫，虽都属卫分，但亦有在肺与卫之不同，临床不可大意。凡温邪犯卫，初起为卫分证，但其发热较重，治宜银翘散之类辛凉宣卫；邪偏于肺则以咳嗽为重，治重在肺，宣降肺气为主，肺为清虚之脏，宜微苦微辛之味即可，即吴鞠通谓"微苦则降、辛凉则平"，如桑菊饮之类；素体阴分不足者，可酌加甘寒之味，但不可过于滋腻，防其阻滞气机而恋邪也。

五、温邪在卫，当以疏卫为主，宣其阳，开其郁，佐以清热。热多则清，郁多则宣，湿遏用芳化，火郁当升降，切不可以解表求汗而用辛温，否则伤津损液不利于病。古人谓"在卫汗之可也"，非属方法，乃是目的，否则与温病相背矣。

注：温邪在卫，肺气郁，卫阳之气不得宣发，治疗重在开宣肺气，以恢复肺的宣发肃降功能，邪去则卫阳之气以达于体表，营卫通畅则微汗出而愈。卫分证属郁热，治宜宣郁清热，郁不开则热不易清，徒用寒凉气机闭塞，热不得外达而必内逼，病反加重。故疏卫开郁中佐以清热，其清热之品宜轻清透泄之味，使热外达。热重郁轻者，清热为主，佐以宣郁之品，注意保持气机宣畅，以利于热邪外达。

火郁当发。发，谓令其疏散也。重在调其气机，可用升降散、栀子豉汤之类，气机输转则郁开火散，切忌寒凉滋腻。栀子豉汤，豆豉可入卫气而宣其郁，栀子清三焦之火而下行，其郁热多从小便而去。而且栀子有宣发功能又有清热之性，其不仅用于温病，杂病中因热郁者，加减运用无不应手取效。笔者治一多汗证，男，30 岁，身体壮实，汗出如洗，病已 3 年，经中西药止汗皆无效，其心烦，舌红起刺，脉沉弦细，此热郁于内，用栀子豉汤加黄连、竹叶、麦冬服6剂汗止，心烦亦愈。升降散可宣全身之气机，使郁热多从大便而去。其加减变化，用于杂病亦效。曾治一人，女，年32岁，四末不温，心烦梦多，面色花斑，舌红起刺，苔腻脉弦涩，曾服四逆汤，附子用至两余不效。改用升降散去大黄加荆芥炭、防风、苏梗、藿梗，服2剂大便泄下秽浊甚多，服十余剂四末转温，面色花斑亦退。

湿遏上焦，邪在卫气之分，上焦肺气郁闭，湿为阴邪，忌用寒凉，当辛微温芳香之品，开肺气，化湿邪，微汗出，使湿从汗泄，热随湿解。肺为水之上源，且主一身之气，肺气开，则水道宣畅，湿从小便而去，肺气宣发，湿浊可散，即所谓气化则湿化，气行则湿亦行也。药如：藿香、佩兰、苏叶、白芷、香薷、大豆黄卷、淡豆豉、桔梗、杏仁、前胡、芦根等味。

温为阳邪，最伤人之阴液，温病起初，邪在肺卫即伤肺阴，故见口干、微渴之证，不可辛温发汗。辛温则伤阴助热，且汗为心液，心阴受伤，热邪炽盛，即可内陷心包，发为昏厥之变。故吴鞠通告诫道："太阴温病不可发汗，发汗而汗不出者，必发斑疹，汗出过多，必神昏谵语。"古来温病混称伤寒，用辛温之法治疗温病，变证蜂起。寒之与温，性质不同，治法大异。

温病卫分证，用辛凉清解之法，并非发汗之意，而是宣郁疏卫以清透郁热，辛可开郁，凉能清热，郁开热清，肺之宣发肃降功能得复，表清里和，营卫通畅，津液得布，自然微汗出而愈。寒凉之中少佐辛温之味，开郁以宣畅气机，又可避免一派寒凉使气机涩而不行之弊，且量宜轻，所以并非辛温发汗之用。

温病历来有忌汗之戒。温病最伤人之阴液，若误用辛温发汗，则助邪伤阴，必使病情增重。所以《伤寒论》太阳病篇第六条谓："太阳病发热而渴不恶寒者为温病，若发汗已，身灼热者名风温。"已明确指出，温病误用发汗，伤阴助热，可速传营血，内陷心包，发为昏厥之变，因之温病"在卫汗之可也"，即使之微汗出就可以了。如何汗出？绝非辛温发汗，而是辛凉清解，宣郁清透其热，邪去，营卫通畅，自然微汗出，所以说"在卫汗之"不是"汗法"，而是目的。

六、叶氏谓："到气才可清气。"若未到气切不可清气，初至当以疏卫之外略佐以清气，中至仍不可过清，若实为至气，亦不可一味寒凉，寒则涩而不流，气机不宣，三焦不畅，早用寒凉郁遏其邪，邪无出路反

致病不能除。清气之法甚多，包括凉膈、利胆、泄火、导滞、通腑等，在治疗时均以宣气机为本。

注：气分证病变部位广泛，包括肺、胸膈、胃、肠、肝胆、膀胱等，以热盛、口渴、舌红苔黄、脉数为主证。卫气分证都属功能性病变，其邪热均有外达之机。因之治疗气分证虽用寒凉，但必须注意其热势轻重，以寒而不凝塞气机，利于邪气外达为原则。

"到气才可清气"，就是说邪不到气分，还在卫分时，虽发热亦不可清气。卫分之邪当用辛凉清解之法，使之从卫分而解。误用清气，因过于寒凉，卫分郁闭，胃气受伤，邪不能解反内逼，病必加重。遇此还需改用疏卫展气之品，使邪仍从卫分而解。曾治患者孙某，男，59岁，始头痛，微恶寒，咳嗽不重，发热38℃左右，脉浮数，舌白苔腻根略黄，口干、心烦、二便如常。前医为速退其热，用清气之味：生石膏30g，连翘9g，银花9g，芦根30g，大青叶30g，黄芩9g，知母9g，并冲服紫雪散0.3g。药后身热未退，头痛恶寒未解，且增一身酸楚乏力。笔者观其苔白腻滑，面色暗浊，知其为寒凉所遏，遂用疏卫展气之品治之：薄荷（后下）3g，荆芥穗6g，豆豉12g，炒山栀9g，桑叶9g，菊花9g，炒牛蒡子6g，前胡6g，杏仁9g。一剂后卫气得疏，周身小汗，身热退净而愈。

所谓"中至"气者，即气分热邪尚不盛时，亦不可过用清气之品，如凉膈之类，既清气分之热，又用轻清透泄之味，使邪气外达。

邪气完全入气分，虽一派里热蒸腾之象，但其热仍有外达之机，故当宣展气机，药宜轻清，不可寒凉滋腻。吴鞠通谓："白虎本为达热出表"，气分无形热盛，在使用白虎汤时，切勿加入生地、麦冬、元参之类滋腻阴凝之品，恐其阻滞气机，以致使辛凉之剂变为寒凝之方，反使邪热不能外达，且夫寒凉之品，戕伤中阳，恐由"热中"变成"寒中"。所谓热之未除，寒之复起也。若加入黄连、黄芩之类，因中苦寒直折之味，药性直降而下行，这样白虎汤就失去了达热出表之力。既不能达热出表，遂变为苦寒直折之方。在临床用药时，应注意避免以上两种误用寒凉之弊。

在腑之热应从二便而去，因之应注意宣畅气机，气机宣畅，热邪才有外达之路，热可外达，清之最易。治温病，要懂得"火郁发之"之理。因治疗不当，气机不宣，热郁于内，清之不去，滋之不透，补之益炽。必宣郁清热，郁开热清始愈。笔者学生曾治食滞中阻，热郁于内，高热不退一小孩，女，11岁，时

1981 年 1 月 6 日，因天气晴和，应寒反温，几天前参加运动会汗出，未及增减衣服，感风热之邪致病。当晚又食年糕、高粱饴糖等难以消化食物，遂即发病。初起发热，微恶风寒，恶心，口干。二日后热势增重，经注射安痛定，高热不退，恶呕频作，遂去某医院急诊室就诊。时西医查：精神不振，皮肤无出血点，颈软，心肺无异常，咽红，腹软，肝脾不大，体温 39℃，白细胞 39.8×10^9/L，给红霉素、安痛定、复方新诺明等药治疗。服西药 2 日，高热不退，且恶心，呕吐频作，腹痛，烦躁。体温 39℃，心烦不安，呕吐频频，恶闻食臭，腹痛，大便二日未行，口干，舌红肥刺满布，苔黄厚腻，脉滑数有力。

此为风热上受，食滞中阻，气机不畅，热郁于中上二焦，证属冬温挟滞，虽在气分，不可一派寒凉，宜宣郁清热化滞方法，宗栀子豉汤合保和丸方法：淡豆豉 6g，生山栀 6g，苏梗 6g，藿梗各（后下）6g，半夏 10g，陈皮 6g，竹茹 6g，水红花子 10g，焦三仙各 10g，花槟榔 6g，马尾连 10g，保和丸（包煎）18g。嘱服 2 剂，并忌生冷甜腻食物。

二诊：1 月 9 日。上药服一剂后身热已退，排出恶臭大便甚多，连服二剂体温正常，经原医院检查白细胞 9.4×10^9/L，惟觉疲乏，苔少稍腻，食滞化而未尽，嘱饮食当慎，以加味保和丸调理而安。

按：本案以食滞郁热为主，病在气分，故应宣郁化滞，使气机宣畅，则热邪外达而愈。治病应注重宣气机、调升降，使邪气能够外达，方不在于药多量大。若不注意宣畅气机，使邪外达，药量过重，反伤正闭邪，且助邪内陷。

气分之热，均有外达之机，因之治疗气分温病应注意保持气机通畅，便于热邪外达。

七、气热灼津，病仍不解，即可渐渐入营。营分属阴，其气通心，身热夜甚，心烦不寐，反不甚渴饮，舌绛，脉细而数，或斑点隐隐，时或谵语，皆营热阴伤之象。治之必须清营养阴，透热转气。吴鞠通创清营汤、清宫汤，皆治温热日久入营之证。并佐以增液，但必须注意透热转气。热邪入营，来路不一，临证问病，必详诊细参。

注：热在气分，煎灼胃阴，里热炽盛，迫津外泄。汗为阴液，汗出热不退即渐渐消灼心阴而要慢慢入营了。热邪入营则以营热阴伤为主。入夜阴气来复，正气抗邪力强，发热则甚。营热扰心，心烦不寐。营中热盛，蒸腾营阴上潮，口得津液之濡润，故并不甚渴或竟不渴。郁热内迫营血而见斑点隐隐。脉细而

数，细为脏阴之亏，数乃热象。

治当清营养阴，以透热转气，"热淫于内，治以咸寒，佐以苦甘"。清营必用犀角之类，佐以苦泄之品，但其热伤了营分之阴，治应加甘寒养阴、增液生津之品，如生地、麦冬、元参养营阴而清营热。营阴重伤，气机不畅，当加甘寒养阴增液之品，又可利于气机输转。营热内炽，不能外达，皆因气机之不畅。笔者在几十年之临床实践中体会到：造成气机不畅，营热不得外达原因很多，如阴伤太甚、痰湿内阻、瘀血内停、腑实内结、食滞中阻、湿浊内搏等，障碍不除，气机不畅，入营之热外达之路不通，其热何以外达? 治疗时当在清营养阴之中，有针对性地加入相应宣畅气机药物，排除障碍，开营热外达之路，使已入营之热复透出气分而解。这种宣展气机的方法在营分证治疗中即是透热转气。

因营阴大伤，其热不外透者，脉细而数急，舌绛而干瘦，口唇干焦，便干尿少，津液匮乏，气机不得输转，入营之热无法外透而解，其在清营之中应加入大队甘寒之品，如生地、麦冬、元参、石斛、花粉、西洋参等物，以养阴增液，正如王孟英谓：营阴重伤者，"甘寒濡润，不厌其多"。阴复则热透神清。甘寒滋腻之中，可少加宣畅行气之味，防其阴凝之弊。

痰湿内阻者，可见痰涌气粗、舌绛苔腻之象，或体丰湿盛之人，热易与湿相结而成痰。治宜加入宣气化痰之品，如菖蒲、郁金之类，热甚则三宝，以清心开窍，此在热闭心包时为多见。

瘀血内停者，气机本不通畅，热邪不得外达，热与瘀血相合极易成内陷心包之证，其舌质紫暗，胸腹刺痛，舌望之干，扪之当湿润，并兼见神昏谵语等证，治之当加入活血通络之药，如红花、桃仁、赤芍、丹皮等，瘀通气机宣畅，营热即可外达。

腑实内结，郁热不得外泄，煎灼阴液，腑热上冲，而致热陷心包者，兼见腑实证。治当清心开窍与通腑泄热并用，心窍开，心包之热有外达之机，腑气通，心包之热方能外达，此清心开窍，通腑泄热，合以宣展气机，开营热外达之路，共为透热转气之用。

附：暑温湿热内陷心包（流行性乙型脑炎）医案

吴某，男，15 岁，1953 年 9 月 7 日初诊。发热 4~5 天，两天来加重，体温 39.7℃，头昏，恶心，呕吐，项强，神昏谵语，大便已两日未通，舌绛苔黄厚，小便短少，两脉沉滑濡数。此暑温湿热内陷心包，予以芳香化湿、凉营开窍泄热之法。佩兰（后下）12g，藿香（后下）9g，生石膏（先煎）24g，连翘

9g，竹叶、竹茹各6g，菖蒲6g，郁金9g，黄连6g，银花15g，半夏12g，六一散12g，紫雪丹3g。服2剂。即刻煎服1剂，随即送某医院检查，并做腰穿，诊为乙型脑炎，遂住院观察。当晚又煎服第2剂汤药（医院当时没给药）。

二诊：1953年9月8日。今晨大便畅通两次，且色深气臭甚多，身热已退，神志转清，体温正常，想吃东西，舌质红苔微黄，脉濡滑，仍未用西药，经检查痊愈，于9时出院。

三诊：1953年9月10日。身热已退，体温正常，无恶心呕吐，舌苔已化，浮而略黄，脉濡滑且弱，再以养阴清热兼助消化之法。北沙参24g，麦门冬9g，连翘9g，元参9g，焦三仙各9g，鸡内金9g，茅芦根各24g，服3剂，药后已愈。

按： 本案为暑湿气营两燔内陷心包。因暑湿阻滞，气机不畅，气热复炽，热不得外达，遂内逼营血而热陷心包。欲使心包之热外达，应排除造成气机不畅、热不外达的原因，以畅营热外达之路。方中以藿香、佩兰芳香宣化湿浊于中上二焦，六一散通利膀胱，以渗三焦之湿浊；银花、连翘、竹叶轻清宣泄透热；生石膏清气分无形之热以外达出表；菖蒲、郁金、半夏涤痰开窍；又以紫雪清心开窍。使湿去窍开热达，气机宣畅，大便畅展，营热外达，故热减神清。

营热外透，神志渐清，神昏谵语皆为热邪扰心的结果，所以神志转清是营热外达的重要标志；热由营分透到气分，可出现气分见证，如壮热、口渴、知饥索食、脉由细数变为洪滑有力等均为佳象，可按气分证论治；营分证一般舌绛无苔，若出现舌苔，也是营热外透、胃气渐复之象。

由上述，营分证应具有营热炽盛，热邪灼伤营阴，且有气机阻滞，入营之热不得外达等三个特点，所以在营分证的治疗中，应清营热（药应咸寒、苦寒如犀角、元参、黄连等），滋养营阴（药应甘寒如生地、麦冬、元参、石斛、花粉、西洋参等），透热转气。透热转气药应有针对性，当根据营分证中造成气机不畅、入营之热不能外达的原因，而选用排除造成气机不畅原因的药物，排除障碍而宣展气机，使已入营之热复透出气分而解。作为透热转气用药，多为气分药，若兼有瘀血内阻的，也要先选用气分药，佐用化瘀以透热转气，才能取得较好的疗效。

如笔者治疗一温病重证昏迷案，可资借鉴，故录以备考。

王某，男，80岁，北京市人，画家。因持续尿频、尿急已2个月，近2周来复感温邪，病情加重，于1980年2月8日入院。患者于1977年9月突然出现无痛性全程肉眼血尿，经膀胱镜检查诊为膀胱癌，1977年11月行膀胱部分切除术。近 2 个月来尿频，2 周前发热 39.5℃，5 天后体温才开始下降，但咳嗽加剧，痰黄黏，呼吸不畅，诊断为肺炎，且尿频益甚，排尿困难，以膀胱癌手术后尿路感染收入院。

有高血压病史二十余年，过去血压经常在 200/100mmHg，1963 年左手麻木。

入院时，体温 37.5℃，脉搏 84 次 / 分，血压：134/70mmHg，发育正常，营养中等，神清合作，表浅淋巴结不肿大，肝脾未触及，前列腺两侧叶增大，中间沟消失，表面光滑。

[化验] 白细胞 4.5×10^9/L，中性粒细胞 0.72，单核细胞 0.09，血红蛋白 113g/L，血钠 134mmol/L，血钾 3.76mmol/L，氯化物 165.9mmol/L，血糖 7.05mmol/L，二氧化碳结合力 21.1mmol/L，非蛋白氮 32.8mmol/L，尿检：蛋白（++），糖（±），白细胞 50~60 个 / 高倍视野，红细胞 2~3 个 / 高倍视野。

[心电图提示] 间歇性频发性房性早搏，左前半支阻滞，弥漫性心肌改变。

[X 线检查] 有慢性支气管炎，伴感染表现。

[入院诊断] 泌尿系感染，前列腺增生，膀胱癌术后状态，肺炎，冠心病。

[治疗经过] 入院后给抗感染治疗，先后用红霉素、白霉素、万古霉素及中药清热解毒，但感染未能控制，白细胞增至 9.4×10^9~11×10^9/L，中性粒细胞 0.82，尿检结果也未见改善。病势日重后因神志不清 2 月 17 日邀余往诊。当时因痰中有霉菌，不可用抗生素。血压高低相差过多，心率 150 次 / 分，有停跳，决定请中医治。

一诊：1980 年 2 月 21 日。神志昏沉，身热不退，咳嗽痰黄，气喘促急，且形体消瘦，面色黧黑，舌绛干裂中剥，唇焦齿燥，脉细小沉弦按之不稳，且有停跳。已十几日未进饮食，全靠输血输液维持。辨证：患者年届杖朝，下元已损，温热既久，阴液大伤，痰热内迫，热邪深入营分。前所服药物（包括抗生素之类）全属寒凉，气机被遏，肺之宣降失常，郁热内迫，营阴重伤，致使神志昏沉，舌绛唇焦，咳喘痰鸣，形消脉细，诸证丛起。故以养阴增液之法求其津回而脉复，用宣气机、开痰郁之药而宣畅气机以冀营热外透。

[处方] 生白芍 15g，天麦冬各 6g，沙参 29g，蝉蜕 6g，元参 15g，前胡 6g，黄芩 10g，杏仁 10g，黛蛤散（包）12g，川贝粉（冲）3g，羚羊粉（冲）0.5g。服 2 剂。

二诊：1980 年 2 月 23 日上午 8 时。患者神志清，热退，血压、脉搏皆正常。病已好转，原方增减。

三诊：1980年2月24日晨。服药后咳喘皆轻，神志苏醒，知饥索食，脉搏为80次/分，患者欣喜万分，遂吃面汤两碗，蛋羹两份，西红柿加糖一碗。入夜病情突变，呕吐频作，头昏目眩，血压上升，阵阵汗出，遂陷昏迷，舌绛中剥，两脉细弦滑数。辨证：此属食复。一诊神清知饥、营热开始外透，是属佳象。然久病之体，脾胃俱弱，饮食不慎，过食则食滞于中，阻塞气机，壅遏生热，呕吐频作，复伤阴助焚，中焦阻滞，郁热上冲，熏蒸包络，与痰热相合，内闭心包，蒙蔽清窍，致使病情急转，遂陷昏迷。舌绛中裂，阴伤重症，再拟甘寒育阴，清心开窍，兼以化滞和胃，宣展气机。仍希有透热转气之能。

［处方］生地15g，玄参15g，麦冬10g，沙参15g，牡蛎（后下）30g，石斛10g，菖蒲6g，杏仁10g，黛蛤散（包）10g，珍珠母（后下）20g，焦谷芽20g，竹茹6g，另加安宫牛黄丸半丸，分两次服。服2剂。

四诊：1980年2月26日。药后神志已清，体温正常，血压平稳，心率不快，薄苔渐布，两目有神，喘咳皆平。此为内窍已开，营热外透，胃津已回，痰热渐除之象，再以前方进退。

［处方］沙参15g，玉竹10g，麦冬10g，石斛10g，远志10g，五味子10g，茯苓10g，黛蛤散（包）10g，杏仁10g，鸡内金10g。服2剂。

五诊：1980年2月28日。舌绛已去，舌薄白苔生，神色好，二便如常，惟皮肤作痒，心烦寐难，此乃阴分不足，虚热扰神，拟复脉汤合黄连阿胶汤加减。

［处方］白芍15g，山药10g，阿胶（烊化）10g，沙参15g，白扁豆10g，远志10g，海蜇皮10g，马尾连3g，鸡子黄2枚，搅匀冲。服3剂。药后已能下床活动，饮食二便正常，X线查"两肺吸收"，血化验正常，调理数日，痊愈出院，且恢复工作。

按：本案属热邪入营，营阴重伤，且肺失宣降，痰浊阻滞气机。故初以白芍、生地、麦冬、元参、沙参、石斛等甘寒生津，此即王世雄谓："阴气枯竭，甘寒濡润，不厌其多"，"因若留得一分津液，便有一分生机"，本案在治疗过程中始终紧紧抓住这一点，注意"刻刻顾其津液"，以保生机不绝。二诊为食复，阴伤之后又有痰热内蒙心包，因之治疗除甘寒育阴外，又加安宫牛黄丸，以开窍醒闭，并加化滞和胃之品，宣畅气机，导营热外达。服后舌绛有津，薄苔渐布，神转清，均说明营热已外透。两诊虽同一患者，因造成气机不畅，营热不得外透的原因不同，所以作为透热转气的用药亦随之而异。营热一旦透转，即按其症辨证论治。

八、心包者，心之宫城也。热盛阴伤、津液被蒸，煎灼成痰，最易成热陷心包证。其"舌绛鲜泽"，又见神昏谵语者，即是心包受病，其由于手太阴传入者，又称逆传，病在手厥阴也。手厥阴之病最易传入足厥阴肝经而见动风之证。

注：心包为心之外围，且有代心行心主神明之令并代受邪的作用，温邪犯心，则心包先受。热陷心包证是在热伤营阴的基础上又兼有痰热蒙蔽心包，堵塞心窍。因心窍郁闭，郁热不得外达，内扰心神，逼心神外越，故神昏谵语，甚则昏愦不语。神昏谵语是热扰心神的结果，其在温病不同阶段，只要热邪扰心都可见到，如阳明腑实内结，腑气不通，腑热上冲，熏蒸心包，则可有神明内乱而见神昏谵语，此热并未入营，入营必见舌绛。若神昏谵语兼见舌绛者，则为热陷心包证。所以叶天士说："舌绛而鲜泽者，包络受病也。"王孟英认为："泽，为痰；若无痰，舌必不泽。"其痰为热灼液而成，热陷心包，病势迅猛，津液不得敷布，为热邪熏蒸煎灼而成痰，痰随火势而上，极易成热陷心包之证。

热陷心包证中，由手太阴而传入者又称逆传心包。其"逆传"，是对"顺传"而言的。所谓"顺传"是指邪气由手太阴肺下行传至足阳明胃，即由上焦传至中焦，由中焦传至下焦，"始于上焦而终于下焦"。顺传是有其物质根据的，手太阴肺之邪气不解为什么会传至足阳明胃呢？其原因是：温邪上受，是邪从口鼻而入，鼻气通于肺，口气通于胃，从口鼻吸受的邪气入肺的同时也入胃，肺胃同时受邪，只不过胃受邪较轻罢了；手太阴肺与足阳明胃有经络联属的关系，手太阴之脉起于中焦，下络大肠，环行胃口上膈属肺，手太阴肺之邪气可循经传于足阳明胃；且肺属燥金，胃属燥土，同气相求，可以相传；温病初起，邪在肺卫，首先伤及肺津，肺津既伤，病仍不解，进而必然伤及胃阴，胃阴已伤，邪即传到足阳明胃了。邪一旦传到足阳明胃即为气分证。

"逆传"，是指由手太阴肺传至手厥阴心包，手厥阴心包证属营分证。热邪所以传手厥阴心包，其原因主要有：心与肺同居上焦，为相邻之官，且肺主气、心主血，气血关系密切，易于相传，所谓"城门失火，殃及池鱼"；平素心阴心气不足，抵抗能力较弱，为邪气内陷提供了内因根据，若平素痰湿较盛的人，痰湿阻滞气机，热最易与痰相合且痰湿随热势而上，最易成痰热蒙蔽心包之证，正如叶天士所谓："平素心虚有痰，外热一陷，里络就闭"；就是平素体质较好的人，若邪气极盛，超出了人体的防御能力，也易直入心包。如暑热邪气，来势迅猛，可直中心包成暑厥之证。在热陷心包证中（逆传），最多见的是误治伤阴助热或闭塞气机，逼邪内陷。误治之中又以误汗、误用寒凉、滋腻为多见。

温病忌辛温发汗，误用辛温则伤阴助热，汗为心液，汗出过多伤及心阴，心阴既伤，为邪气逆传内陷提供了内因根据。所以吴鞠通说："太阴温病不可发汗，发汗而汗不出者，必发斑疹，汗出过多者，必神昏谵语。"

温病邪在肺卫，病轻邪浅，只宜辛凉轻清宣郁清热，热去营卫通畅，自然微汗出而愈。过用寒凉则闭塞气机，邪反不能外透而内逼入营，遂为昏厥之变。滋腻之品，壅滞气机，常有留邪之弊，气机不畅，邪不得外达，郁而热炽，可内逼入营。

附：温病误用寒凉入营医案

王某，男，50岁，1974年1月入院。患者发热五六日，由外地转入某院。入院后以"发热待查"治疗4日，曾用生石膏（90g）、知母、瓜蒌、连翘、生地、元参、花粉、茅根、芦根、生牡蛎、犀角、羚羊粉、安宫牛黄丸、紫雪丹等药，数剂而效不显著，并用过西药青霉素、卡那霉素、四环素等，效果均不明显而邀请会诊。

时见：神志不清，热势不退，两目不睁，唇焦色深，前板齿燥，舌瘦质绛，皲裂无液，张口困难，脉沉弦滑数。此属误用寒凉，气机为寒凉所遏，三焦不通，升降无路，温邪被逼深入营分，津液不至，势将内闭外脱，治宜调升降以利三焦，宣气机求其转气。

［处方］蝉蜕4.5g，杏仁6g，前胡3g，佩兰（后下）9g，菖蒲9g，芦茅根各30g，片姜黄6g，白蔻仁3g，半夏9g，通草1.5g。2剂热退身凉，脉静神清，遍身小汗出而愈。

按：此为温热病因误用寒凉，气机为寒凉所遏制，邪无外达之路而内逼入营，只要气机宣畅，三焦通利，邪气外达之路畅通，入营之热即可外透。

本案在治疗过程中，前服药多为寒凉滋腻之品，热虽入营，营阴伤不太重，其齿燥舌瘦皲裂无液，皆因气机被阻，三焦不通，升降无路，津液不得上承所致，故以宣气机为急务。

若为湿热误用寒凉滋腻而入营，又宜温中通阳、芳香宣化以畅气机而透热外转。

湿温误治医案

王某，男，15岁，1938年4月。其家属代述病情：患者4月5日开始发热，头晕，恶心欲呕，胸中满闷不适，曾用银翘解毒丸8丸，热势不退，8日经本街某医诊为春温，即服清解方剂，药为银花、连翘、桑叶、菊花、元参、沙参、芦根、生石膏，两剂后病势加重，胸闷如痞，夜不能寐，饮食不进，且已卧床不起，小便黄少，大便略稀，又请某大夫往诊，时 4 月 11 日。某大夫谓：此温病因日久深重，方用元参、生石膏、知母、生地、地骨皮、青蒿等，并加安宫牛黄丸，服两剂，4 月 14 日病势日重，身热不退，神志不清，七八天未能进食，胸中满闷异常，大便稀。4 月 15 日，某大夫谓病势深重，原方改安宫牛黄丸为紫雪 1.5g 继服两剂，病势危重。

4 月 17 日上午邀余往诊，时体温 39℃，高热不退，神志不清，面色苍白，胸中白痦已渐退，周身干热，大便溏稀，两脉沉濡略数，舌白腻而滑，舌边尖红绛，此湿温过服寒凉滋腻，湿阻不化，遂成冰伏之势，逼邪入营，非温中通阳并宣化疏解之法不能开窍通灵，今已 12 天，仍用辛温开闭以畅气机，芳香宣解而通神明，求其热透神清。病势甚重，诸当小心，防其增重。

[处方] 淡豆豉 12g，炒山栀 6g，前胡 3g，藿香叶（后下）9g，菖蒲 9g，郁金 6g，厚朴 3g，半夏 9g，杏仁 9g，白蔻仁 0.9g，淡干姜末 0.9g，后 2 味同装胶管，分 2 次随药送下，服 2 剂。

二诊：1938 年 4 月 20 日。连服辛开温化、宣阳疏调之剂，身热已退，体温 37.2℃，遍体小汗，下至两足，面色润，神志已清，语言清楚，舌苔渐化，胸中白痦基本消失，小溲较畅，大便未通，两脉中取滑濡，冰伏渐解，寒湿得温则化，气机宣通，仍以辛宣兼化湿郁方法。

[处方] 香豆豉 9g，炒山栀 3g，杏仁 9g，藿梗 9g，厚朴 9g，半夏 9g，草蔻 3g。服 3 剂。

三诊：1938 年 4 月 24 日。病情逐渐好转，患者已能下床活动，饮食二便如常，舌白滑润，脉濡滑，宜调理中焦，以善其后。

[处方] 香豆豉 9g，旋覆花（包）9g，苍术 4.5g，陈皮 6g，白扁豆 9g，生薏苡仁 9g，茯苓 9g，焦麦芽 9g。3 剂后诸恙皆愈，调理半月而安。

按：本案为过用寒凉遏伤阳气，湿遇寒则凝，湿热为寒凉冰伏于内，邪无退路而内逼入营，阴伤并不甚，其治疗关键在于解冰伏、开郁闭、宣畅气机，而使热邪外透。若热已透转，营阴伤，宜再加甘寒养阴之品。

手厥阴心包与足厥阴肝经同为厥阴，极易相传，热陷心包因内窍郁闭、郁热重，常可淫及于肝而引动肝风，治当清心开窍、凉肝息风并进之法。

九、热陷心包，非属下陷，最忌提升。此时内窍闭塞，气机不畅，邪热深入于内，昏厥谵语，脉舌色证俱当详诊细辨，且不可一见昏迷即用牛黄丸、紫雪丹、至宝丹。必须审其因，观色脉，在卫当疏，在气当清，入营方考虑透热转气。入血仍需加入宣畅气机之品，万不可妄用过凉，以防寒凝，不可过用滋腻，以防气机不畅，反使热不外达。用药轻则灵，重则滞，灵能开窍宣通，助热外达也。

注：热陷心包之"陷"，是深入之意，与内科杂病之中气下陷含义不同。《史记·灌夫传》谓："战常陷坚"，即是深入敌阵。所以"热陷心包"即是热邪击溃了心包的防御功能而深入于心包之中。

热陷证是营分证的一个重要类型，它除具有营热阴伤的特点外，而且有痰，痰热相结，蒙蔽心包，堵塞心窍。对此清代以来的很多著名温病学家都有论述。如叶天士说："舌绛而鲜泽者，包络受病也。"王孟英注之曰："绛而泽者，虽为营热之征，实因有痰，若竟无痰，必不甚泽。"叶天士进一步指出："平素心虚有痰，外热一陷，里络就闭。"此则更明确指出了平素痰湿内盛的人，感受了温热邪气，邪热最易与痰相结而成痰热蒙蔽心包之证。吴鞠通在《温病条辨》中也认为，热陷心包证是"水不足，火有余，又有秽浊也"。此秽浊即指痰浊而言。雷少逸在《时病论》中说："凡邪入心包者，非特一火，且有痰随火升，蒙其清窍。"此则明确指出了热陷心包证中，痰热蒙蔽心窍的问题。

热陷心包中痰热蒙蔽，堵塞心窍之痰是怎样形成的呢？其一，热陷心包证因发病急骤，传变迅速，热势深重，打乱了人体正常的气机升降运动，津液不能按正常敷布，为热邪熏蒸煎炼而成痰。热邪炽盛，火势上炎，热随火势而上，遂成痰热蒙蔽心包，堵塞心窍之证。正如叶天士所说："温邪逆传膻中，热痰闭阻空窍……痰乃热熏津液所化。"其二，平素心虚有痰内停，热与痰结成蒙蔽心包之证。其三，湿热病中，从阳化热，热蒸湿为痰。

热陷心包证，因有痰蒙蔽心包，堵塞心窍，内窍郁闭很重，热郁于内，逼心神外越，而见神昏谵语重证，所以叶天士说："膻中微闭，神明为蒙，自属昏乱"，"昏乱皆里窍之欲闭"。因之热陷心包证的治疗，重在清心开窍，窍开，心包之热始能外达。

热陷心包之轻证，所谓"膻中微闭"者，菖蒲、郁金即可开。如叶天士谓："舌绛而鲜泽者，包络受病也，宜犀角、鲜生地、连翘、郁金、石菖蒲等。"

对热陷心包之重证，则内窍郁闭较重，自非菖蒲、郁金所能开，必须用"三宝"，即安宫牛黄丸、局方至宝丹、紫雪丹，或清宫汤送服三宝。以咸寒清心、芳香走窜之味，辟浊开窍，以使内闭心包之热外达。

热陷心包证是营分证的一个类型，必有舌绛、脉细数及营分证的其他特点，又兼有神昏谵语者，才可诊为热陷心包。

热陷心包常兼腑实内结、食滞中阻、瘀血阻络、营阴重伤等，治疗时应与通腑泄热、消食化滞、活血通络、甘寒滋养营阴并用才能收效。

温病过程中，只要气机闭塞，邪热不能外达，热邪内逼，熏蒸心和心包，都可引起神志的改变，轻则烦躁，重则神昏谵语，因之临床上见到神昏必按卫、气、营、血的病程阶段进行辨证论治，不可一见神昏即投三宝，否则寒凉闭塞气机，邪不能祛，病必增重。

卫分之邪未解，肺卫郁闭，郁热内蒸心包亦可见神昏，其时应兼见肺卫郁闭之证：如高热无汗（卫分郁闭）、咳嗽（肺气郁闭）、舌苔白、脉浮（邪在卫分）等见证，此时若用三宝则有冰伏邪气之虞，治疗仍应轻清开宣肺卫，令邪外达。

附：蒲辅周医案

张某，男，2岁。1959年3月12日因发热3天住某医院。住院检查摘要：血化验：白细胞总数 274×10^9/L，中性 0.76，淋巴 0.24，体温 39.9℃，听诊两肺水泡音，诊断：腺病毒肺炎。

［病程与治疗］住院后曾用青、链、合霉素等抗生素治疗。会诊时仍高热，无汗，神昏嗜睡，咳嗽微喘，口渴，舌质红、苔微黄，脉浮数。乃风温上受，肺气郁闭，宜辛凉轻剂宣肺透卫，方用桑菊饮加味。

［处方］桑叶 3g，菊花 6g，连翘 4.5g，杏仁 4.5g，桔梗 1.5g，甘草 1.5g，牛蒡子 4.5g，薄荷（后下）2.4g，苇根 15g，竹叶 6g，葱白 3 寸。共进 2 剂。

二诊：药后得微汗，身热略降，咳嗽有痰，舌质正红，苔薄黄，脉滑数。表闭已开，余热未彻，宜清疏利痰之剂。

［处方］苏叶 3g，前胡 3g，桔梗 2.4g，桑皮 3g，黄芩 2.4g，天花粉 6g，竹叶 4.5g，橘红 3g，枇杷叶（布包）6g。再服 1 剂。药后微汗续出而身热已退，亦不神昏嗜睡，咳嗽不显。

风温上受，首先犯肺，属卫分温病，病轻邪浅，只宜辛凉轻剂、平剂，宣郁清热，邪去营卫通畅，自然微汗出而愈。本案初起，迭进抗生素，俱属寒凉，寒则涩而不流，肺卫郁闭不开，热邪外达之路闭塞，郁而热炽，心肺同属上焦，肺中郁热上蒸迫及心包，神志昏迷，此邪尚未入心与心包，只需开肺卫之郁闭，郁热即可达而热退神清，故用桑菊饮加减，因前用药偏于寒凉，故加葱白、苏叶之类，以温散之而开肺透邪，若误认为热入心包而投三宝，必成冰伏之势，邪气深遏难出，久则耗伤阴液而转为下焦温病。

气分证病变部位广泛，邪在气分，因气机不畅，气热灼津，热邪熏蒸心包而见神昏者也。如邪由卫向气分传变的过程中，初传气分而热邪扰于胸膈，虽热势不甚，但胸膈距心很近，无形之热扰心，使神明受扰，故见心烦懊侬，若热甚也可见神昏谵语。其治用栀子豉汤宣郁清热，使郁热从上（吐）或从下（小便）而去，则心烦自愈。

无形热盛而兼见神昏谵语者，应以辛凉重剂，急撤气热，热去则神清，误用三宝，闭塞气机，反使邪热内迫入营。

阳明腑实，腑气不通，郁热上冲心包，常见神昏谵语，此必兼见腑实之证，只需用承气汤攻下腑实，腑实一去，热得外达，自然神志转清。

只有舌绛又兼神昏谵语者（并有营分证的其他特点的）才是热陷心包证。只有热陷心包才能用"三宝"以清心开窍。

十、"入血就恐耗血动血，直须凉血散血。"动血包括发斑、吐衄、溲血、便血及内脏出血等。其为热盛动血，治疗不能一味止血，首当凉血解毒。血和不妄行，瘀散血可止。

注：血分证是营分证的深重阶段，其与营分证的区别是在于出现了一系列的出血证，如吐血、衄血、尿血、便血、发斑及妇女非时经血等。这是热邪深入血分灼伤血络，热迫血妄行所致，因之称热盛动血。

动血，指一系列出血证的出现。动，指改变其原来的位置或状态。血液运行原来是在"脉中"，由于热邪灼伤了"血络"，热逼血离"经"而出现了一系列的出血证。若热邪灼伤上部之血络，临床上可见吐血、衄血，甚则眼、耳出血；若热邪灼伤下部血络，则可见尿血、大便下血，或妇女非时经血；热邪灼伤血络，离经之血瘀于皮下则为斑，热毒重时，可见斑成大片，其色紫黑，有时也可见"汗血"，都是热迫血行的结果。

耗血，是指热邪耗伤血中的营养物质，即肝血肾精。因之"耗血"较"动血"更重，"动血"进一步发展就要"耗血"了。

从卫气营血的传变过程加以认识，动血证其病位多在心、肝，而耗血证其病位则在肝、肾。心主血、肝藏血，热在营分其病位主要在心与心包。心营之热，实质上是血热（营主血），而营在脉中，其循脉上下，贯五脏，络六腑，因之营热是全身热，其舌绛，是营热伤阴的结果。由心与肝肾的关系我们可了解营分证到血分证的演变。

心与肾是水火之脏，在正常的生理情况下，心火下以温煦肾水，肾水上以济心火，这样水得火则不寒，火得水而不亢，此为心肾相交，水火既济。热在营分，心火炽盛，首先伤及心阴（营阴），心阴伤热势不减，进一步发展就要下及肾水而伤肾阴，肾阴伤而水竭火炽，是耗血的见证。

肝肾同源，肝为风木之脏，必得肾水之滋养，水竭则木枯，肾阴大损，水不涵木，肝失肾水之濡养，筋急而风动，是为虚风内动，此为热邪耗血的深重阶段，病情危重。

动血证是热邪炽盛，在伤及营阴的基础上又灼伤了血络，迫血离经外溢，尚未伤及肾阴。热盛常可淫及于肝，使"心主血"及"肝藏血"的功能受到损伤。

治疗血分证的"凉血散血"，是对热盛动血及致瘀而言的，并未及填补真阴之法。"凉血"，是指用咸寒、甘寒之类清解血分热毒，此出血的原因是"血热"所致，热不清则血不能止，徒用炭类止血，则热邪内闭，血热不清，不仅血不能止，且郁久而热愈炽，愈炽则必导致更大的出血证。吾父赵文魁先生（清代御医），曾治疗一血热动血证：1920年某王府之长孙某某，男，3岁。身热、鼻衄已3~4天，邀请诸名医往诊，众说纷纭，有谓血热者应予凉血、泄火；有谓伤寒误汗而热势增重者，然其处方皆是炭类药物，以黑能止红故也。俱不效，又请德国医生狄伯尔大夫，以新法"电焊血管"，手术后鼻血虽渐止，而血竟从口中涌出如喷，热势有增无减。病家心急如焚，急邀先父往诊，其脉沉弦小数，滑疾不静，指纹色紫已至命关，无泪，干咳，阵阵腹痛，观舌红绛，尖部起刺，舌苔黄厚且干而无津，细看口腔上腭有红点显露，参证合脉，遂曰："此风温蕴热，内迫营血，误服辛温，津液重伤，卫营合邪，化而为疹，热郁不得宣泄，上迫作咳，血溢于上，发为鼻衄，且胃肠积滞互阻，郁热内闭，火热至深，邪无出路。"急以升降散开其火郁之闭，兼予活血凉营，化滞导热下行，希图营热减，疹外透，衄自止。

［处方］蝉蜕6g，僵蚕9g，片姜黄6g，鲜茅根60g，鲜芦根30g，炒牛蒡子2.1g。香犀角粉（冲）0.3g、紫雪丹（冲）1.5g。并嘱其家属曰：药后3小时，疹出衄止，见腹中痛，大便下，即刻更方。

服药后患儿安睡至晚6时，全身疹出，身热略减，神志安静，鼻衄已止，腹中微痛，且大便1次。

次日二诊：药后身热渐减，疹出甚密，两目眵封，精神清爽，鼻衄未作，昨夜安睡通宵，此佳象也。今诊两脉滑数，两关仍属有力，舌苔根黄尖红，指纹虽紫已退至气关，咳嗽较前亦轻，仍以开郁闭、泄营热、急透疹为务。辛温香燥皆非所宜，并嘱避风寒、节饮食，防其热盛增惊。

[处方] 僵蚕9g，蝉蜕3g，炒牛蒡子3g，杏仁6g，片姜黄6g，鲜茅芦根各30g，黄芩6g，元参12g，川贝母3g，紫雪丹（分冲）0.9g。

又两日后三诊： 疹出已透，身热大减，眠食皆安，脉象中取滑数，唇红，苔化，咳轻而大便每日一次。此气机宣畅，营热外透，再以泄化余热，当以和阴养营，调达气血为治。

[处方] 沙参9g，川贝母3g，细生地12g，元参12g，赤芍9g，鲜茅根30g，焦山楂9g。

按： 本病属于风热温邪蕴郁，卫气不宣，热入营血，火热上逆，热迫血行，灼伤血络，故发鼻衄。俗医见衄即用凉血，兼清肺热，似属无误，但病属卫气分之郁闭，邪热无外达之路，而必然内迫，此时妄用清营凉血之一派寒凉，则气机愈加闭塞，邪无出路故衄血不止。又用"电焊血管"，但内热不清，岂能取效。先父从咳嗽之声，以及舌、上腭所见，认定为疹闭不出，故用疏卫以开其郁闭，方取杨栗山之升降散，撤外清里，俾邪热外有出路，而疹得以透，复以犀角、紫雪辈重剂，凉血清营、泄热定痉，以夺其上逼之炎威。处方灵思巧构，切中病机，故奏效迅捷。

散血是指活血散瘀，养阴以畅血行。热盛动血而致瘀者原因有二：其一，热邪灼伤血络，热迫血行，离经之血溢于脉外致瘀，如发斑、蓄血之类，此瘀血复阻滞气机，使郁热更甚，从而引起更大的出血，对此瘀必以活血化瘀之药物散而逐之，药如赤芍、丹皮、茜草、云南白药等，瘀去又利于热清，故凉血之中加入活血之品，且有止血作用；其二，血分热邪炽盛，耗伤血中阴液，使血液浓稠，涩滞行迟，引起血液流变学改变，此即是新的瘀血，对此必须用甘寒养阴增液之品，如生地、麦冬、元参、石斛、天花粉、西洋参等味，甘寒濡润，养阴增液，以畅血行，血中津液得复而不黏稠，则瘀消血畅，可见此为散血的又一含义。另外热入血分，在凉血中使用大量寒凉药物，寒凉易使气机凝涩，所谓"寒则涩而不流，温则消而祛之"，为了避免一派寒凉，使气机凝涩，故在凉血之中加入散血之品，有利于凉血药物发挥其作用。热去瘀散，则动血可止。

此凉血散血中应注意保持血分气机宣畅，以利于热清瘀散阴复，决不可一派寒凉阴凝，如犀角地黄汤之用丹皮之辛凉，辛以宣畅血分之气机，在神犀丹中用豆豉之类皆是。笔者在临床中常用荆芥炭、地榆、槐米、白头翁、茜草、鬼箭羽等，均是凉血而不致寒凝，散血化瘀以畅血行，每收热清瘀去正复之效。

温病中见动血，也要注意辨证，并非专用凉血散血即行。曾治一衄者山西晋南人，时 1983 年 8 月。患者初为感冒发热，头痛，胸闷，医用安乃近针剂。不仅热不退，反衄血不止，遂即进西药仍不效，更医改用犀角地黄汤，以凉血散血，血仍不止，遂用"焊血管法"，鼻血虽止，稍一低头血即从口中喷出，病已二十余日，欲转省城治疗，但患者不能活动，动则血从口中喷出。体温 38.5℃ 以上，神志清楚，舌红苔白腻浮罩略黄，胸闷身倦，脉弦滑而数。此为温热挟湿，误用寒凉，遏制气机，湿浊不化，湿遏热郁，内逼血分，迫血妄行，当化湿浊以利三焦，宣气机以导热外达。

〔处方〕佩兰叶（后下）10g，荆芥炭 10g，防风 6g，淡豆豉 6g，苏叶 6g，炒山栀 6g，茅根 30g，芦根 30g，焦三仙各 10g。服 2 剂后则热退血止，原方增减又 3 剂而愈。

按：本例由舌红苔白腻浮罩略黄，此热尚未入血分，动血的主要原因是气机闭塞，湿热蕴郁，内逼所致，此动血只要气机宣畅则热清血安矣。

十一、舌象是温病论证的根据。风寒外袭皮表，舌白且润，表闭阳伤，可用汗法驱邪从表外出。温乃热邪，从口鼻而入，咽干，舌边尖红，苔白不润，脉以数为主，若温邪在卫，热郁不解，舌干质红，是将入气分矣。在气舌形不变，苔渐转黄，或干黄、黄厚，或腻厚、垢厚，或老黄干裂，或黑黄、黑腻、黄厚，或深黄如果子酱等，舌质必渐红矣。

注：辨证察舌验齿在温病临床诊断中有重要意义，邪在卫气之分，属功能性病变，卫分证为卫外功能的障碍，气分证则为脏腑功能的病变。凡功能的疾病，多表现在舌苔的变化。而实质方面的疾病，就在舌质的变化中。卫分苔白，气分则苔黄，营血分证因属物质损伤，所以舌的变化多舌绛而晦暗。且舌的胖瘦、苔的润燥，可断定伤阴的情况。在温病阴重伤时，脉必细数，苔面干燥无液，齿定干而无泽。在诊断温病时，舌诊是非常重要的。

温病邪在肺卫，病虽属轻浅，但已伤及肺阴，故舌边尖红苔白不润。伤阴重则苔白而干，甚则皲裂无液。温邪初起虽在肺卫属上焦，宜辛凉清解，宣郁清热，微汗出而愈。若郁热不解，郁久而热增，进而伤及胃阴，舌干而质红，即传入气分了。当初入气分常有卫分之邪未罢，气热复炽，此时舌应黄白苔相兼。治疗时当卫气同治。

气分证病变部位广泛，包括肺、胃、肠、胸膈、肝胆、膀胱等。其特点是邪实正气亦盛，正邪相争，脏腑功能亢奋，其症为发热不恶寒，舌苔黄，舌面干、糙、老，说明邪入气分，津液受伤，黄厚是气热而胃肠积滞，腻厚是湿阻消化欠佳，垢厚乃积滞内停，当以化痰积，导食滞，通泄腑热。

舌苔老黄干裂，此燥热与糟粕相结于肠腑或成腑实证，舌质红起芒刺且干燥少津，全是阴伤热盛津液过伤之象，宜用苦甘寒增液折热兼通腑热之法。

舌苔黑腻黄厚，为温热挟湿内阻，热盛则苔黄，痰湿蕴热故苔黑腻，厚乃积滞不化，宜清热兼化痰浊积滞。

深黄黑如果子酱，即苔黑红黏厚，此温热兼挟秽浊之气，痰、湿、积滞、郁热交阻不化，热郁不得外达，积滞痰浊互阻不化，急当消导积滞，兼化痰浊，俟浊秽痰湿积滞渐化，脾胃升降功能恢复则正复邪退矣。

十二、邪若入营，神志失灵，舌多绛紫，舌形瘦干，甚则皲裂。若病势不减，舌绛转润，脉虽细弦逐渐下沉，由细弦转为沉弱，此气阴两亏，阴阳俱不足矣。

注：邪若入营则营热阴伤，营气通心，营热扰心则心烦不寐，甚则神昏谵语。热伤营阴，舌绛甚则紫暗，阴液匮乏，舌干瘦，甚则有裂纹。若营热不减，舌反转润，此气衰明证，气不化津之象。气阴俱伤，病情危笃，急当甘寒益气，重用沙参、西洋参等。若脉沉弱或虚弱无力，急予甘微温益其气，恐阴阳两绝，危在旦夕。

十三、温热挟湿或温与湿合，其舌必滑润且腻，脉必濡软，甚则舌胖，齿痕，色淡，近似正虚，然非专属气虚，乃湿郁阻遏气机耳。

注：气化则水行，气滞则湿滞。湿阻气化不利，三焦不畅，自然不能化气行水，湿浊内停，所以舌滑润，甚则腻。湿邪最易遏伤阳气，湿盛阳气不通，脉濡软而舌胖，似正虚，实湿遏气机，气不流行，非正虚也。此时必须结合脉、色、舌苔各个方面，当宣化湿浊，湿化郁开，肺气宣畅，湿邪化则气必通。若仍脉沉迟、中气不足之证见，再行补正不迟。

十四、温热挟湿，治之棘手，久则湿与热合，混成一体，如油入面，难解难分，即成湿温。治之，必须耐心轻宣疏透，分消走泄，以调气机、畅三焦为务。用药不可过急，忌口切当嘱告，否则反而不利。

注：温热挟湿，是指温热中挟持着湿邪为病，湿与热并未结合成一体。若日久湿阻热郁，逐渐形成湿与热相结合成一体，即难解难分之势，如油已入面中，即属湿温病。

温热挟湿，是以热为主，温病初起，挟湿者多兼见，故胸闷，身重，酸楚乏力，小便不畅，苔腻脉濡软等见证。其治疗应在方中加以化湿、渗湿之品，使所挟持的湿，从汗或二便解。所以叶天士说："……在表初用辛凉轻剂……挟湿加芦根、滑石之流……渗湿于热下，不与热相搏，势必孤矣。"湿邪属阴，重浊黏腻，水之类也。水就下而火炎上，三焦为水液运行之通路，湿邪必沿三焦水道而下行。温病初期，邪犯肺卫，肺为水之上源，其主一身之气，肺失宣降，可使三焦水道不畅而小便不利。若湿邪阻滞于三焦，小便不利，同样可以使肺之宣降受阻，所以在处方中酌加渗湿之品，如芦根、滑石之类，使湿从小便而去，三焦通畅，肺气得以宣解而愈。

温热挟湿，若在上焦胸膈，阻滞气机，多有胸闷的见证，应在当用方中加芳香宣化理气之品，如藿香、佩兰、郁金等，以化湿郁。若温热挟湿弥漫于肌肉，可见一身酸楚沉重，当加辛微温佐芳化以宣展气机，方中可加香薷草、大豆黄卷、羌活、藿苏梗等，药后酌见微汗出，湿从汗解而愈。

又有温热挟湿入气分，气分无形热盛，兼有太阴脾湿，症见身重，胸闷，乏力，周身酸沉，口干且渴，舌白且腻，糙老而干，当用白虎加苍术汤。

湿温病是由于湿邪化热，湿与热合，湿热互相裹结而成，因之湿温病并非感邪即发，而是湿阻热郁，逐渐湿与热合。北京四大名医之一汪逢春先生尝谓："湿热日久，蕴郁不解，湿温已成。"可见汪老先生也认为：湿温病的形成必然有一个湿阻热郁的过程，才能成为湿温病。清末浙江名医金子久先生在论述湿温病时也说过："时在湿令所盛之气，名曰湿也；湿属有形之质，伤及清气，气郁久必化火，故名温也。"大凡湿阻化热，久郁不解，客邪再至，乃能为湿温也。

湿温病不同于温热挟湿。乃湿与温合为一体，故发热午后为重，身热不扬，全是湿邪阻遏之故。汗出热不退，汗少且黏，面垢如油，也是热迫汗出，非正汗，乃湿热外迫之象。胸闷如痞，不饥不食，周身酸沉，腹胀呕恶，大便不爽，舌腻，脉濡。明显看出全是三焦不畅，气机不调，热郁不出之势。与温热挟湿迥然不同。

肺主一身之气，以肺气开发宣泄，使湿邪布散。古人每谓："气化则湿化"，"气行则湿行"。宜桔梗、杏仁、前胡、枇杷叶等开宣肺气，以行气化湿。辛微温以开肺，辛温通阳化湿，芳香属定呕之品，为降逆之良药，且能平胃醒脾，互为佐使能开肺气、通阳化湿，药如苏叶、藿香、佩兰、香薷草、大豆黄卷、白芷等。且肺为水之上源，肺气不开则小便不利。湿乃阴邪，水之类也，必沿三焦水道而行，所以湿邪易阻滞三焦，而使小便不畅。三焦不畅必然影响肺气之宣降，故可少用淡渗之味，药如芦根、滑石、冬瓜皮、茯苓皮等。总以宣肺行气化湿为主。故轻疏宣透使湿祛热清而愈。此时用药最忌寒凉，寒则凝、凉必遏，全能导致闭塞气机，甚能成为冰伏，反而不利。

太阴为湿土之脏，湿邪最易困阻太阴，脾为中焦湿土。所以吴鞠通说："湿温较诸温病势虽缓而实重，上焦最少，病势不甚显张，中焦病最多，以湿为阴邪（主太阴）故也，当于中焦求之。"所以说湿温病的治疗重在治中焦。不论早期、中期及晚期，不论湿重于热、热重于湿及湿热并重皆然。

湿重于热者，当以辛苦温并用，辛温开湿郁、苦温燥湿邪，辛开苦降，以宣畅中焦，而通利三焦。药如半夏、陈皮、厚朴、草蔻、黄连、大腹皮、苏梗叶、藿梗叶等。湿热并重者，酌情增苦寒清热燥湿之品，如栀子、黄芩、龙胆草等味，但需观察舌、色、脉、神，不可过寒，恐其凝涩，防其遏制气机，反而不利。如热重于湿时，当然可酌增苦寒泄热之品，但是必须令泄热而不凝湿，切记湿不去则热必不除。

下焦湿温病，主要是二便失常，应视其湿滞阻于大肠还是滞于膀胱，虽是下焦之病但也需视三焦与肺的功能，不可单独攻泄、利尿。

总之，不论上焦湿温、中焦湿温还是下焦湿温，其治疗都应注意宣畅三焦气机，三焦通畅，则湿有去路，湿去则热不能独存。所以柳宝诒说："治湿热两感之病，必先通利气机，俾气水两畅，则湿从水化，热从气化，庶几湿热无所凝结。"

附：暑温挟湿医案

李某，男，4 岁，1982 年 6 月 25 日初诊。据述发热已 3 日，上午体温 38.5℃，下午则升至 39.2℃，曾用青霉素、小儿退热片等药，并加服至圣保元丹，热仍不退，邀为诊治。见时，发热 39℃，胸闷，咽红略肿，不欲饮食，小便色黄，大便如常，舌红尖部起刺，苔白腻浮罩略黄，脉浮濡滑数，指纹色紫，已达气关。

近日天气炎热，阴雨绵绵，热蒸湿浊，弥漫空间，起居不慎，饮食失节，感时邪致病。证属暑温挟湿，宜用辛凉清化，少佐芳香降浊方法。

[处方] 佩兰叶（后下）6g，苏藿梗各 3g，淡豆豉 6g，炒山栀 3g，银花 6g，连翘 6g，杏仁 6g，芦根 15g，焦三仙各 6g，六一散（冲）6g。2 剂。

二诊：6 月 27 日。从 25 日 8 时服药后，体温为 39.2℃，夜 12 时体温即降为 38℃，次晨为 36.5℃，下午复升至 37.3℃，连服 2 剂后而愈。但舌苔仍腻，再用调理中焦方法而安。

湿温病医案

邢某，21 岁，9 月 4 日。身热 8 日未退，头晕胸闷，腰脊酸楚乏力，大便因导而下，临圊腹痛，苔白腻，嗳噫不舒，小溲不畅，脉象沉缓且濡。暑热湿滞互阻不化，湿温已成，拟用芳香宣化、苦甘泄热方法。

[处方] 鲜佩兰（后下）10g，鲜藿香（后下）10g，大豆卷 10g，炒山栀 10g，苦杏仁 10g，制半夏 10g，陈皮 6g，姜竹茹 6g，白蔻仁末（冲）2g。服用 2 剂。

二诊：9 月 6 日。药后身热渐减，头晕胸闷亦轻，腰酸减而未已，舌苔仍属白腻，脉象沉濡，腹痛未作，大便如常，有时仍有嗳噫不舒，汗泄已至胸腹，此湿已有渐化之机，气机仍属不得宣畅，仍用芳香化湿，兼调气机，饮食当慎，防其增重。

[处方] 苏藿梗各 6g，佩兰叶（后下）10g，淡豆豉 10g，炒山栀、前胡各 6g，苦杏仁 10g，半夏曲 10g，新会皮 6g，焦麦芽 10g，鸡内金 10g。2 剂。

三诊：9 月 9 日。身热渐退，昨日食荤之后，今晨热势加重，舌苔黄厚根垢且腻，脉象两关独滑，大便未解，小溲色黄，病势初见好转，食复增重，再用栀子豉汤合消导食滞方法。深恐增重，切当小心。

[处方] 淡豆豉 10g，炒山栀 6g，前胡 6g，杏仁 10g，炙杷叶（布包）10g，保和丸（布包）15g，焦麦芽 10g，枳壳 10g，炒莱菔子 10g，白蔻仁末（研冲）2g。2 剂。

四诊：9 月 12 日。药后大便通畅，身热略减，体温 38.5℃，舌苔又渐化而根部仍略厚，自觉胸中满闷堵胀皆大轻，小溲较畅。湿温渐解，积滞化而未尽，仍须清化湿滞，少佐轻宣。希图 21 日热退为吉，饮食寒暖，诸需小心，防其增重，切记切记。

[处方] 淡豆豉 10g，山栀 6g，杏仁 10g，前胡 6g，厚朴 6g，陈皮 6g，白

蔻仁（后下）3g，炒薏苡仁 10g，通草 1g，焦三仙各 10g。服 2 剂。

五诊：9 月 16 日。身热已退，汗出已至两足，脉沉滑力弱，舌苔已化净，二便如常。湿温重证，3 周热退，是为上吉，仍须节饮食、慎起居，防其再复为要。

［处方］白蒺藜 10g，粉丹皮 10g，青蒿 5g，大豆卷 10g，炒山栀 5g，厚朴 6g，黄连 3g，竹茹 6g，炙杷叶（布包）10g，保和丸（布包）15g，半夏曲 10g，鸡内金 6g。3 剂。

药后病已渐愈，停药慎食，2 周后逐渐康复。

按： 第一例为暑温挟湿，湿邪未与热合，虽然发热转高，但苔仍白腻浮罩略黄，脉仍浮位濡滑而数。此肺卫郁而未开，纹紫且至气关，舌红尖部起刺，故以辛凉清解，加苏梗、藿梗、佩兰以宣化湿浊于中上两焦，用芦根、六一散渗湿于下，使湿去热清而愈。第二例为湿温，其病已 1 周，因湿阻热郁，湿与热合，非一汗能解，必须宣畅三焦，以化湿邪。故以芳香宣化，苦温燥湿兼化食滞，湿去则热轻。其治疗过程中又应注意饮食禁忌。"湿温三复"即食复、劳复与感冒复，不可不慎。

十五、凡外感挟湿，或湿阻热势不退，少则 7 天，多可 4 周。湿阻日久，调治得宜，多作战汗而解。战汗后身热退，脉沉迟，精神疲惫（血压下降），两目有神。此为脉静身凉，热退神安，实为战汗初愈，应使患者静卧，以待正气恢复，切勿误认厥脱在即，急为抢救，扰其元真，反促病情加重。

注：湿温病一般疗程 3~4 周可愈，治之当以分化湿热，因为热郁湿阻，重点要治郁及湿，切不可清热为主。特别注意护理，尤其是饮食禁忌，凡属荤食、油炸、黏腻、寒凉、有渣滓的硬物皆须禁食，防其肠穿孔。用药合适，21 天即可痊愈。战汗、热退、身凉、脉静、神清，是邪去正复之吉象，患者理当肤冷一昼夜，待正气来复则温暖如常，不是脱证，不需惊慌，若错把正气来复，误认脱证抢救，扰其元真，反而不美。

十六、又有邪热在卫，不知疏卫，早用清法，如辛寒清气、苦寒泄火或西药消炎（抗生素之类），反使营卫失调，气机不达，三焦不通，病多不解。若挟湿邪，则病势加重，轻则面浮色青，胸闷，周身乏力，重

则四肢面目皆肿，此时急当宣疏卫分，求其卫疏气达；若体胖湿遏，肿势必增，腹泄如水，甚则昏迷，切不可按邪陷心包、逆传入里而用三宝，仍当升和轻疏，使气机调，湿邪化，自然而愈。

注：温邪初起，邪热在卫，法当辛凉清疏，宣展肺卫，郁开热清而愈。若不懂清疏，早用寒凉，高热或可暂减，但低热不退，或大便泄稀，此时仍当宣疏以畅气机，使邪外达而解。若有湿邪，仍需化湿疏卫方法。

若病者素体湿盛，湿是阴邪，自当温化，若早用寒凉闭塞气机，甚则寒凝冰伏，湿不能化，热无出路，形成湿阻。故可见面浮、胸闷，周身酸楚乏力。治之当仍宣郁疏卫化湿，使气机通畅，湿化热清而愈。药如荆穗炭、防风、大豆黄卷、豆豉、杏仁、白蔻仁、半夏、陈皮、前胡之类。

曾治一女孩，3 岁，时在 8 月，外感初起，发热，恶寒，咳嗽，体温 39℃，医初以抗生素治疗，热势不退，继用苦寒清热，防其肺炎，药用大青叶、板蓝根、麻杏石甘汤等，生石膏竟每剂达 25g 之多，体温虽降至 37.5℃左右，病孩周身不适，3 周低热不退，舌红起刺，苔白腻浮罩略黄，脉沉弦细数。此属过用寒凉，气机闭塞，郁热内伏，不能外达，改用宣郁透热方法。

[处方] 苏叶梗各 6g，淡豆豉 6g，炒山栀 3g，半夏 6g，陈皮 3g，草蔻 1.5g，茅芦根各 10g，焦三仙各 6g。服 3 剂药后，热已退净，又以调理脾胃而安。

十七、斑疹、白痦证治不同。斑乃热邪郁闭于气营，从肌肉而外发，故曰属胃，先人每谓斑黑者胃烂，治当清胃为主，古法用白虎，近改化斑汤，亦变法耳。阴斑乃正气之衰，气无以摄血，故当益气。疹乃肺热，邪热内窜于营，证多先咳且呛，高热口干，治当宣肺透营，恐胃热上蒸，故当少食禁荤。白痦为湿热蕴郁肌肤，发则晶亮，内有浆汁，宜宣化其湿郁。热盛当清，湿多则疏化；枯痦属正虚邪恋，枯凹不实，增液疏化，切不可温补。

注：阳斑为气血两燔，因阳明气分热邪极盛，不能外达，内窜血分，血热炽盛，且热邪灼伤血络，迫血妄行，离经之血瘀于肌肉之中所致。阳明主肌肉，故云属胃。斑为阳明热毒，治应清气凉血以化斑。气清血热去，热不迫血，斑自化矣。化斑汤每称之为犀角地黄法，不外清气凉血之意。清胃，即清阳明气分无形之热，故古人说："斑宜清化，不可提透。"

阴斑是正气虚弱，不能统摄之故，治当益气以复统摄之权。例如，笔者在

1961年曾治一例血小板减少性紫癜症。患者高某，男，50岁，某医院院长。几个月来，皮肤经常出现紫斑，手背四肢较多，西医诊断为："血小板减少性紫癜症"，当时血小板只有 30×10^9/L 左右，曾服西药，效果不显。又去某医院血液病研究所诊治，经介绍来诊。查其病历，过去曾服中药：如生地、阿胶、白芍、当归、旱莲草、炙女贞、仙鹤草、蒲黄、元参、麦冬、犀角等凉血止血药物。

一诊：观患者面色萎黄，形体瘦弱。自述：疲乏无力，心烦，夜寐不安，舌淡苔腻质粉嫩滑，脉细弱且无力。胸闷，杳不思纳，每日只进1~2两，小溲略黄。证属中阳不足，脾胃运化无权，血虚气弱，导致阴斑，当以益气扶脾，以摄其血，宗归脾汤法。

［处方］干姜3g，党参9g，肉桂2g，炙草6g，黄芪9g。2剂。

高某回其医院后，该院保健医生恐服甘温热性药物，对病不利，甚则可大出血，来电询能否服。经商后，改为1剂药，2天服。

二诊：3日后患者自述：药后已得安寐，饮食渐增，食之有味，每日能进6两。皮肤斑点未出，大小便皆正常，仍希再诊。

［处方］黄芪60g，党参30g，肉桂6g，炙甘草9g，白术12g，当归9g，炒枣仁12g，茯苓9g。3剂。

三诊：药后症状大减，又服6剂，斑已消失，饮食二便皆好，睡眠亦安。经查血小板已近 100×10^9/L，又观察20年未发，至今仍然工作。

临床阴斑、阳斑必须明辨。

疹为卫营同病，温病初起，邪在肺卫，治宜辛凉疏解。营热迫血外涌，肺卫郁闭，血遂瘀于脉络之中，热邪外迫成疹。所以说：疹为太阴风热属肺。治应泄卫透营，宣肺卫之郁闭，开热郁外达之路，略加甘寒养营阴兼清热之品，邪得外达即愈，切勿以辛温发汗，痴想透疹。汗之伤津助热，可发为昏厥之变。所以吴鞠通《温病条辨》中用"银翘散去豆豉加生地、丹皮、大青叶倍元参主之"，并"禁升麻、柴胡、当归、防风、羌活、白芷、葛根、三春柳"。治疗中总以气机通畅，饮食宜清淡为好，切勿过食，室内保温、光线当暗，避灰尘，防其助热喘变致厥，病势增重。

白㾦为湿热蕴郁于气分，日久不解，湿热郁蒸，从肺卫外达于肤表，临床上白㾦一见，即可诊断为湿热病。每发于湿热病1周后，随发热汗出而现。白㾦的数量与体质强实、湿热程度而定，少则十几，多则几十，白色小颗粒，内有浆汁，以胸腹部为多见。江南水乡，湿热弥漫，湿热病发白㾦者较多。白㾦之出现，说明湿热之邪有外达之机，治当宣畅气机，以湿热外达而愈。

附：湿热蕴郁、外发白㾦案

牛某，男，20 岁，1960 年 9 月 20 日入院。患者于 9 月 15 日开始发热，5 天未退，体温逐渐上升至 39℃以上，精神萎靡，食欲不振，其他无异常变化。查体：体温 39℃，脉搏 76 次 / 分，白细胞 5.4×10^9/L，营养发育中等，意识尚清，表情呆滞，反应迟钝，胸前腹部见有白㾦不多，西医诊断为肠伤寒。于 9 月 22 日请中医会诊。

［处方］佩兰（后下）6g，藿香梗（后下）6g，大豆卷 9g，半夏 9g，杏仁 9g，炒薏苡仁 12g，茯苓 9g，竹叶 3g，六一散（冲）9g，芦根 9g，鲜荷叶半张（去蒂）。2 剂。

二诊：药后体温已趋正常，遍体小汗，白㾦渐退，精神较好，舌苔亦已渐化，脉象已渐有神，湿热渐化，郁热渐退，再以芳化湿浊，以畅三焦。饮食当慎，防其反复。

［处方］鲜藿香、鲜佩兰各（后下）6g，淡豆豉 9g，山栀 6g，杏仁 9g，生苡仁 9g，茯苓 9g，竹叶 3g，芦根 9g，神曲 12g。2 剂。

三诊：身热已退至正常，周身潮润，舌苔渐化，根部仍属腻厚，饮食二便皆如常，胸腹白㾦已净。原方再 3 剂，以善其后，饮食寒暖，仍当注意。

十八、火郁可见形寒战栗，不论外感内伤，皆当先治其郁，俟郁解则愈。虽四肢逆冷，脉象沉伏，面色苍白，寒战如丧神守，然舌质红绛，糙老而干，尖部起刺是其征也。古人每以四逆散，切不可妄用四逆汤，以解郁为主，再医他邪。

注：郁乃闭结不通或通而不畅也。因气机不畅，气血运行受阻，郁久化火，即为火郁之证。郁热闭，气机不畅，阳气不得外达于四末，可见形寒战栗，四末不温，面色苍白，脉象沉弦。郁必化热，内扰心神，心烦急躁，夜寐不宁，梦多纷纭，舌红形瘦而干，甚则紫绛起刺。郁热内炽，必使津液暗耗，虽起于气，久则必入营血。

治当宣郁清热，切勿误投辛温。《素问·六元正纪大论》曰："火郁发之。"王冰注之曰："发，谓汗之，令其疏散也。"明确指出，宣郁的方法，使郁开，热自有外达之路而散。张景岳则进一步指出："发，发越也。""故当因势而解，散之，升之，扬之，如开其窗，揭其被，皆谓之发。"其虽为热，非无形散漫之热，亦非充斥于三焦之火热，而是郁闭之郁热，其外达之路不通，通则散矣。

火郁当发，宣郁清热之法也。不可纯用苦寒，苦寒固能清热泄火，只能清散漫充斥于三焦之火热，无宣郁开闭之力，且寒则涩而不流，愈使气机闭塞不通，内郁之热无外达之路，则清之不去，郁而热益炽，若徒用燥热之味，则伤阴助热，郁不能开，阳不得通，热势更甚；当辛微温苦寒并用，辛微温以开郁，苦寒以清热，阴伤者，可加甘寒凉润之品，血热者当用凉血散血之味。古皆以四逆散治之。费晋卿谓："热结于内，阳气不能外达，故里热而外寒，……用枳实以散郁热，仍用柴胡以达阳邪，阳邪外泄则手足自温矣。"所以火郁之证首当宣郁，郁开热透则愈。

笔者常以升降散加减治疗火郁证，此乃"升之，散之，扬之"之意也。升降散方用白僵蚕辛苦气薄，升阴中之阳，清热解郁；蝉蜕，甘寒，能开宣肺窍，凉散风热，且其气清虚，善于透发而使郁热外达；片姜黄，苦辛而温，行气散郁以活血止痛；大黄苦寒通降，清热泄火，通瘀之效最捷，古人每以化瘀为推陈致新之补药。四药配伍为升清降浊，宣郁散热，泄火化瘀，重在宣畅气机，气机宣畅，内郁之火自能外散，疏泄而去。

例如笔者曾治一小儿，低热证，辨之为热郁于内，留恋不解，故低热久不退。他医皆用养阴以退热，药如青蒿、地骨皮、知母、生鳖甲等。笔者用升降散加减 3 剂而愈。医案如下：

鲍某，男，9 岁。1983 年 11 月 24 日初诊。其母代述：低热年余，体温为37.5℃左右，经某医院检查诊为：肺门结核，肝大肋下 1.5cm，抗"O"1：800，经常头目眩晕，急躁，寐不实，常于寐中惊叫，舌苔厚腻质红起刺，两脉细弦小滑，按之急数，一派肝经郁热、胆火上扰之象，宜清泄胆热，饮食当慎。

［处方］胡黄连 6g，蝉蜕 6g，僵蚕 10g，片姜黄 6g，赤芍 10g，水红花子10g，槟榔 10g，竹茹 3g，焦三仙各 10g。3 剂。

二诊：11 月 27 日。药后体温 36.9℃，舌白苔腻而厚，脉象细小滑数，低热渐减，夜寐稍安，再以消导化痰方法治之。

［处方］胡黄连 6g，蝉蜕 6g，僵蚕 10g，川郁金 6g，苏子 6g，莱菔子 6g，槟榔 6g，水红花子 6g，焦三仙各 10g。6 剂。

三诊：12 月 2 日。前服消导化痰，疏调升降之后，低热减而未净，仍时有躁烦之象，舌腻而质红，两脉弦数已解，仍是滑中带弦，此热郁渐解，食滞化而未清。再以前方进退之。

［处方］蝉蜕 6g，僵蚕 6g，片姜黄 6g，水红花子 10g，焦槟榔 10g。6 剂之后，低热已愈。

按： 郁热证属火热郁结，火热久郁，必伤阴分，阴伤则热，热郁则火热上蒸，故形瘦而面色黧黑，脉必细弦滑数，低热渐增，若以滋阴补肾，则郁热日复增重，终必劳怯而无愈期矣。用升降散以调气机，泄郁热，化瘀滞，宣畅郁热每获良效。本案中湿浊食滞中阻，郁热内闭，升降之中又佐消导化滞之品，亦属祛瘀而宣畅气机，故能痊愈。

栀子豉汤亦为治疗火郁证之有效方。以豆豉辛微温，辛以开郁，且有疏散宣透作用，能宣畅卫气营血之郁滞，能通达三焦以化湿邪；且栀子苦寒清降，以泄其热，栀子性宣且发能升发郁热兼疏表邪，既能清三焦之火热，又能宣畅三焦而开其郁，使郁热从小便而去。叶天士称栀子豉汤能解陈腐郁热，宣陈腐郁结。笔者体会，栀子是苦宣疏表且清三焦之郁热，故曰苦宣折热法而治热郁于内之寒热卫分证。曾治一妇人，年34岁，火郁症。患者四肢不温，经行腹痛，面色花斑暗浊，舌红肥刺满布，脉象沉弦细数。以升降散去大黄，合栀子豉汤，3剂大便泄下秽浊甚多，又3剂而四肢温，面色花斑亦消退。

十九、治疹之法，古无成方，初学多难以奉从。疹乃肺胃郁热，热邪闭郁，迫肺而呛咳，甚则鼻头发凉，灼营则身热心烦，口腭红点满布，治当宣郁疏化，凉营和血，热得宣化，肺肃咳缓，凉营则疹自透矣。此透疹亦为目的，非方法也。

注： 风温热郁肺卫，肺气不得宣降，郁热内迫是为呛咳之因，郁甚阳气不通，耳梢鼻头发凉。肺卫郁闭，热邪内迫营血，外发为疹。疹因郁热迫营而成，治当宣郁疏化，凉营疹透。治之，首当开肺卫之郁闭，使热有外达之路，再加凉营之品则热达疹透。若因肺气郁闭，呛咳而疹不出者，可用炒牛蒡子3g，或加杏仁、前胡、芦茅根以宣肺凉营透疹。热势较重，疹出色深，口鼻发干，高热口渴可加连翘、元参、钩藤治之。若腹中作痛或大便作稀，此疹在肠间，发而未透，切不可攻，以和阴缓痛为宜。特别注意不可进食，只可进稀粥以充饥，防其肠中出血而转为重。眼睑结膜因出疹而红肿，房中光线要暗，防其泪水过多。疹乃热郁迫及营分，患者房中当温不可过热，须保证病室中湿度，防其尘灰而导致肺炎发作。疹后仍需1~2周休息、禁食，防其病势加重。

附：治疹常用方

疹出开始，疹闭不出：炒牛蒡3g，蝉蜕3g，前胡3g，钩藤6g，芦根6g。
疹出一般可用清疏法：蝉蜕6g，前胡3g，杏仁6g，芦根10g。

疹出较多，睡眠不安，舌苔厚。可用疏调消导法：蝉蜕 3g，焦麦芽 6g，茅芦根各 10g。

若小儿夜啼时，加蝉蜕为 10g、胡黄连 3g。若大便作稀时，方中加茯苓 6g、灶心土 10g。特别注意禁食，忌荤、忌糖、忌一切水果等防其因食而痢。若肺热痰多时，加黄芩 6g。若血分热者，舌红唇红且干，方中加赤芍 6g。若表闭无汗时加薄荷（后下）1g。

二十、大头瘟乃温热蕴郁，头面红肿，热重者当清，挟湿者当化，湿重而皮肤滋水痒甚者，重以祛风热为治。前者以紫草、地丁草、野菊花少佐和营凉血，而后者当祛风止痒兼以化瘀，如桑叶、菊花、蚤休、防风、赤芍之类。

注：大头瘟即西医学之颜面丹毒，其为外感温热毒邪上攻头面所致，临证以其头面红肿迅速为特征。其热毒有卫气营血之浅深，并有挟湿多少之别，且兼积滞、郁热、食火之各异。热重者可见壮热，烦渴，舌红赤苔黄燥，脉数而有力。当以清热解毒为主，药如紫草、地丁草、野菊花、天花粉等，同时可外敷如意金黄散等，特当注意忌辛、发、油重、荤腥之味。

湿重则面红肿且滋流黄水，痒为风邪所致，若痒难忍且心烦不寐，面红肿滋流水者，风湿蕴热俱重，治疗当先清风祛湿止痒，宣郁化湿滞兼以清热解毒。切不可专事寒凉，以防凝涩气机，邪留不去。清风止痒之药如芥穗炭、防风、桑叶、菊花、白鲜皮、地肤子、赤芍之类。《素问·至真要大论》谓："诸痛痒疮，皆属于心。"面红肿奇痒，如脉细数者，清热解毒之中应少佐凉血之品，如赤芍、丹皮、丹参、连翘等，俟风湿渐去，头面红肿渐轻，苔腻渐化，风湿渐解，再依病情施治。若舌红糙老，舌面干裂，唇焦面赤，脉洪滑数有力时，此热邪过盛当予清之。若舌红苔黄，尖部起刺，脉象细小弦滑数者，阴津大伤，当以养阴折热。若苔黄根厚，此属食滞中阻，酌加消导之品，以化滞清热治之。

笔者治大头瘟总是先以疏风为主，化湿次之，再以清热凉营兼导其滞，风疏、湿化、热清、滞消，再以育阴折热以善其后。层次分明，辨证细致，多能稳妥而取效。所谓散风之味，切不可过用，乃开郁疏化其湿耳。病本是热，防其郁结，先用开疏，再清其热，防有留弊（嘱患者忌荤、腥、发物，宜少食素食）。

附：大头瘟医案

吴某，男，50岁，1940年春。患者素来性情急躁，暴怒之后，复感温热毒邪而发病，头面一夜之间迅速红肿，奇痒难忍，面部光亮，舌苔腻厚质红，脉象濡滑且数，次日面部皮肤滋流黄水，本拟清热解毒，但因放心不下，前去请教瞿文楼老先生。瞿老谓：首当宣疏，次则清解，防其热郁于内或湿阻于中。

［处方］（量改今制）荆芥 6g，僵蚕 10g，蝉蜕 6g，防风 6g，杏仁 10g，枇杷叶 10g，半夏 6g，黄柏 6g，黄连 3g，银花 15g，赤芍 10g，焦三仙各 10g。外敷如意金黄散 10g，油调。3 剂后，头面痒减，肿渐消，后改以清热化滞，疏调气机而愈。嘱以素食、少食。

二十一、妇人妊娠，复感温邪致病，当以治温为主，其他次之，经期前后，温病治疗亦同。哺乳期间患温者，可暂停哺乳，防其传染婴儿。若因温邪而致胎动不安，或泛之多寡，皆求之于温。

注：妇人经期前后及胎前产后或感温邪致病者，均应按温邪致病的深浅层次和病程阶段辨证用药，其他应待温邪去后再议。此亦急则治标之意。因温致胎动不安者，亦应按温邪的卫气营血不同阶段辨证用药，因热迫血行者，当凉血散血，热祛则胎自安。

哺乳期间患温者，定当停乳，防其感染婴儿。笔者在治疗周岁婴儿时，常令母亲服药，婴儿吸母乳间接服药而愈。

二十二、湿热蕴郁发黄，多是湿热蕴结不宣，当宣阳开郁以化湿邪。若妄用清之寒之，湿郁邪必不达。湿郁不化，热无去路，遇寒气机凝涩不行，湿热发黄矣。

注：湿热蕴郁不宣，热蒸湿邪弥漫，久郁发黄。治之应先解郁，俟郁解湿化，热自能除。先以疏卫宣郁化湿，药如荆穗、防风、大豆卷、淡豆豉、杏仁、郁金、前胡等。气机得宣，脉见滑濡有神，湿邪渐解矣。若湿热蕴郁较重，先以宣畅三焦，分离湿热，俟气机开，则小便自畅。

若单用寒凉，或过用苦寒，气机闭塞，湿不能去，热必不清，必须分离其郁，升降疏解其湿，改用宣阳方法。酌情观色、察脉、分调其郁以化其湿，药如荆穗、防风、独活、白芷、蝉蜕、片姜黄等。若湿浊不化，舌白苔腻者可芳化之，药如佩兰、藿香、苏梗、香薷、泽兰叶等。若舌白质淡，苔腻滑润，脉来沉缓力弱者，可用桂枝、苏叶、小量麻黄、生姜等。当然，湿热病也不可过用温燥之品，防其助热而伤阴也。

二十三、暑热挟湿滞互阻肠间，每作腹痛痢下。全属寒湿凝滞，表闭不宣，升降不畅，蕴郁成痢。喻西昌以逆流挽舟宣闭开郁，故能一药而愈。治痢当先宣阳开其湿郁，暑湿解，热随之而去。有寒当温，有积当化，在血以活血为本，气滞用调气机则自愈。

注：暑热挟湿外受，内伤饮食生冷，食滞内停，暑热湿邪壅滞于肠道，湿热郁蒸，气血阻滞，气血与暑湿积滞相为搏结，化为脓血，气机不畅，腹痛痢下作矣。所以朱震亨说："肠胃日受饮食之积余，不尽行，留滞于内，湿蒸热瘀，郁结日深，伏而不作，时逢炎暑大行，相火司令，又调摄失宜，复感酷热之毒，至秋阳气始收，火气下行，蒸发蓄积而滞下之证作矣。"

初起因外感暑湿，故可兼见卫分之证，恶寒、发热、头痛、一身酸楚疼痛，全是卫分郁闭，寒邪凝涩，气机不畅，邪不得外达，郁热内迫，热与湿滞交阻，化痢最速。治之当先开郁宣闭，以疏散卫分之郁，表解里滞得除，使由外来之邪，仍从外解，不致入里化痢。此即所谓之"逆流挽舟"法。

附：痢疾医案

霍某，男，35岁，1974年8月10日初诊。发热，恶寒，头痛，恶心，周身酸楚疼痛，阵阵腹痛，大便一次，带有少量脓血，送检结果显示：有大量脓细胞及红、白细胞。舌苔白腻根垢而厚，两脉濡滑而按之弦细且数，小溲色黄，心烦急躁。暑湿积滞蕴蓄太甚，势将成痢。用升降分化、芳香祛暑、逆流挽舟方法。希图暑解表疏，湿热得化，则痢疾自愈矣。饮食寒暖，备宜小心，防其增重，务当注意。

［处方］陈香薷（后下）6g，苏叶6g，藿香（后下）10g，葛根10g，马尾连10g，炒官桂3g，炮姜3g，炒白芍12g，焦三仙各10g，莱菔子6g。1剂。

二诊：8月11日。昨服芳香疏化，苦温化湿，佐以导滞后，遍体得汗，恶寒头痛皆解，身热已退，腹痛未作，周身酸楚大减，大便未行，苔白垢腻渐化，根部仍厚。今诊两脉濡滑，尺部有力。本案属暑湿积滞互阻不化，下迫于肠，痢疾始成，用芳香疏化、升降分消方法。暑热得解，营卫得调，湿热积滞渐化，以逆流挽舟法，一药而缓解其势。改用升降疏化，兼以消导。

[处方] 葛根 10g，马尾连 10g，黄芩 10g，木香 6g，苏藿梗各 10g，半夏 10g，莱菔子 10g，槟榔 10g，焦三仙各 10g。2 剂。

三诊：8 月 14 日。连投逆流挽舟、升降分化、芳香疏调之后，寒热退而腹痛痢下皆愈，舌苔已化而根部略厚。今日大便已转正常，镜检已无脓血，惟觉中脘略闷，胃纳欠佳。此暑湿积滞渐化，表里皆解，湿邪化而未清，再以芳香升降并用，以饮食恢复为消息。仍需慎饮食，忌寒凉油腻，生冷甜黏皆戒。

[处方] 荆芥穗炭 10g，防风 6g，黄连 3g，黄芩 6g，木香 6g，半夏 10g，焦山楂 10g。又服 3 剂而痊愈。

温病讲座

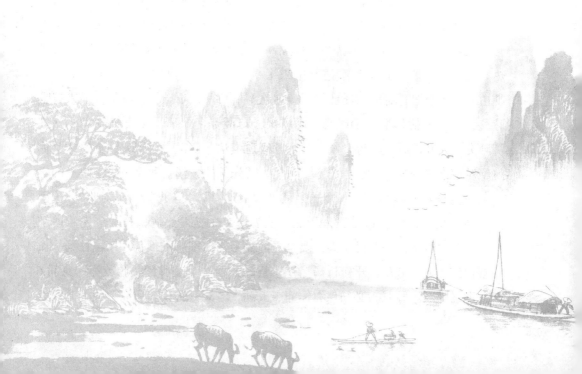

第一讲

（凡是圆括号中的均是录入者自行添加、注解，并非赵老原话，以下皆同。第三讲至第十一讲由杨君笔录）

第一条：温热病乃温邪自口鼻而入，鼻气通于肺，经口咽而至，非邪从皮毛所感受。故温病初起必咽红而肿，口干舌红，咳嗽，甚则有痰，或胸痛而喘，始在上焦，虽有寒热，却非表证，故曰在卫。

这一段内容，（讲的是）温热病是温邪从口鼻而入。所谓"温邪"，当然包括感受的疫气、传染的病菌，都是从口鼻吸进来的温热之邪。因为（温邪）从口鼻进入后，经气管到肺。这是温病，绝对不是从皮毛感受。温邪就是温邪，都把它说成是表邪了，从皮毛受的，错就错在这儿了。绝对不是皮毛感受的温邪。因为从皮毛感受的，就说是风、寒、暑、湿、燥、火，六淫邪气吗？这不是，这种温邪自口鼻吸受而来的，到了肺。所以它的特点就是咽红、口干、咳嗽。很多人就认为，温病不是也有发热恶寒，也有表证吗？"有一分恶寒就有一分表证"，这是古人说的。老从这点来认识，就把温病看错了，为什么这么讲呢？老认为体表受了风寒，是不是呢？温邪不是体表受了六淫邪气，这点必须认识（清楚）。所以温病（初起治法），我呢，就写辛凉清解，用轻清清热来解除它，所以这上呼吸道感染来了，用个压舌板瞧嗓子，过了五天，必瞧白痦。你老把它看成六淫邪气了，你就不信嗓子，不（管）嗓子，上来就瞧脉。为什么扁桃体肿、咽喉炎、咽峡炎、口腔炎、气管炎、支气管炎、支气管肺炎、大叶性肺炎等等，整个是上呼吸道炎症。西医学了吧，因为这样，你就绝对不许（一见）发热、恶寒、头痛，就先想桂枝汤。我们中医学院来的学生，一上来就开桂枝汤，一下子，舌头就出血了。"这我怎么不对呀？"（因为）那个是受的风，这是进来的热。就为这个。瞧发热病，第一个先看白细胞。有炎症时，白细胞必然高；要是受的风寒，白细胞准低，才用桂枝汤。血常规白细胞 6×10^9/L，开桂枝汤。一个是脉数，一个是脉紧。脉数呢，息间6至，舌红脉数。脉紧，必须伴有体痛、没劲、舌淡、苔白。所以，我们治疗发热，首先要看白细胞，因为支气管肺炎、肺炎时，白细胞就高。千万记住这一点。咽红、舌质红，（一定是热）；苔白则湿郁，舌头翻过来瞧，（还是）舌红。扁桃体红、咳嗽、白细胞高，听诊有啰音，干性啰音、（湿性啰音），整个气管内炎症。

下面，此系指新感温病。温为阳邪，蒸腾而上，肺是娇脏，其位最高，邪必先伤。伤寒乃寒邪阴凝，外伤皮毛，太阳受病，其主一身之表，故曰表证。（下划波浪线字为自注原文。下同。）

此系指新感温病。这个说的是新感，后面讲伏邪温病，两个截然相反。杨栗山讲了半天，讲的是伏邪温病。他有他的观点，必须两个都明白。

太阳病呢，是肌表、皮毛受了病邪，太阳经整个受了病，太阳起于目内眦，上额，交巅，入络脑，还出，别下项，循肩膊内，挟脊，抵腰中，这是太阳病。伤寒是寒邪外伤，太阳受病，其主一身之表，故曰表证。

温热病与伤寒虽同属外感病，二者迥然不同。咽为肺胃之门户，温病热盛伤阴，故咽红肿口干舌红。肺为娇脏，主宣发肃降，其受邪则郁闭，宣发肃降失常，因之咳嗽为必有之证。

为什么感冒咳嗽？肺主皮毛，（伤寒从）皮毛受邪，（也可能出现咳嗽）；温邪（从口鼻进入），到了肺，（就会）咳嗽。（温病）咳嗽，火克金也。

"风温为病，春季与冬季居多，或恶风或不恶风，必身热咳嗽烦渴，此为风温证之提纲也"。温病初起，邪在上焦肺卫，病轻邪浅，其发热，微恶风寒，不同于伤寒之以恶寒为主，惟当以此为辨。

这一段说的是发热病，新感的，不是伏邪。假若纯粹外受风寒，新感表证，必须从嗓子、喉咙看起。这一讲吧，（主要讲）温病与伤寒迥然不同。第一段讲的是温热病，由口鼻吸受而来的，以热为主，不是皮毛受病。

第二条：湿热病亦属温病之一部分，重者湿与温合，如油入面，混成一体，名曰湿温。其为温热与湿邪互阻而成，决非温热挟湿可比。论其治法与温热病非一途也。

湿热病亦属温病之一部分。湿热病的特征是绝不是一两天得的，（发病一两天）就等于湿温病，（不是！）您这几儿得的呀？我也不知道，头几天就头沉，没劲，疲乏。这个（不是）伤寒。烦躁，老着急，热郁到里头，逐渐地头晕，头沉重。这儿来的，绝不是昨个儿一下就湿温了。那个是暑，湿（温）病都是慢慢（地发展）。必须瞧舌苔，湿热病也是温病中的一类。

重者湿与温合，如油入面，混成一体，名曰湿温。 湿温相混，温是从口鼻吸受来的热，湿是（身体）里头的湿。（身体）里头为什么停湿呢？这里头也是先有郁热，湿郁，郁住了，所以脉必沉重、沉软。因于湿，首如裹，头沉重，身上疲乏无力。这样说明湿为主的。因为湿不可能很明显，说你这湿多少日子啦？不知道。怎么知道是湿呢？就头沉，鼻子往外流水，头如物裹着一样，（所谓）"因于湿，首如裹。"所以湿病，舌头绝不红，加上热呢，（舌）就红了。所以湿、热混在一起，如油入面，难解难分。湿温，黏到一块了，绝不是一个方子就好得了的。（抓）特征，也是很难。发热病，先得分析怎么来的。达原饮（是怎么创制出来的？）（明末）瘟疫流行，那个时候惊吓，人们的紧张，明末各地穷，生活也很不好，他得懂得这个。他怎么想到达原饮呢？解表不行！你也解决不了，千万要懂得这个。湿温就是这么个病，（迁延的）日子很多。瞧汪老那瞧病，你弄不清，你也不敢用啊。有湿的时候，你记住越凉越不行。在今天也是一样，都是这个理。人家（已经）吃了卡那霉素了，不行，你就别再给他吃凉药。还有一个，今儿他这么瞧，老走不通，你就别跟着他走了。

（一患者）发热到40℃，别人给吃羚羊、犀角，热倒是退了。患者说"我难受啊！"发热40℃时（还没那么难受）。一看舌头，寒湿郁住了，我这儿用药一宣，没几剂药，全舒服了。后来又来找了，舌苔又黄又厚。我说你怎么弄的？他说：我天天吃鸡汤啊，发热那么些日子，营养不好。我说：你还不如吃粥呢。

头些日子，新华社，铁路医院的一个人请我去（会诊），我说瞧就瞧吧。他转到协和去了，到协和，他妈从外国回来了，找我，一剂药宣阳一下，热退了。第二天，我去（看）说好了，出院吧。正说着呢，小大夫来了，（让）吃激素，（他们）教授说了，热不退就得吃。过了没半个月，（患者）死了。

第三段，伤寒，古人述之甚明，是皮毛感受风邪或寒邪，故脉浮紧或脉浮缓，称之伤寒与中风，皆是风寒在皮毛，外束于太阳之经。太阳之脉起于目内眦，上额，交巅，入络脑，还出，别下项，循肩膊内夹脊，抵腰中，或头痛项强而恶寒，或体痛呕逆，脉阴阳俱紧，方用辛温解表或解肌，以求其汗，三者根本不同。用药亦异也。

（温病和伤寒）不一样。上段（讲的）呢，一个是温病；一个是湿与温合，是湿热病。这第三个讲的就是伤寒，伤寒就是风邪、寒邪侵犯，从皮毛而入。因为它在表，所以叫它太阳病。太阳病为什么浑身痛呢？（太阳经）起于目内眦，上额，交巅，入络脑，（还出，别下项，循肩膊内夹脊，抵腰中），所以腰脊痛而恶寒，这个呢，就是整个都是伤寒。这三个不同。

上面讲清楚了，温病与感冒病、与伤风病，截然不同，温病不是受到六淫邪气，风、寒、暑、湿、燥、火，从皮毛而入的病，它是温热，这种病邪从口鼻吸受而来的。所以它有了病，从鼻、咽、喉头、气管到了肺，它不是从皮毛来的，所以治疗上不能解表。**所以温病初起必咽红而肿，口干舌红，咳嗽，甚则有痰，或胸痛而喘，始在上焦，虽有寒热，却非表证，故曰在卫。**因为肺主皮毛，为什么叫它卫分证呢，它不是皮毛受了病，它是从口腔进来，到了肺，肺主皮毛。这样，恶寒发热是这样出来的。（不是从）体表得的病，所以叫卫分证。叶天士也是这么分的卫气营血。现在我们大部分中医大夫，都把温病看成是外感。说您怎么啦，外感了。"吃药先解解表，出出汗。"都错了，没有一个说我得了温热病。"温邪上受，首先犯肺，逆传心包。"为什么逆传心包啊，化热很快呀，这都是热，就跟流脑似的，它热得很厉害，进来就昏迷。伤寒且得一经一经往里传呢。所以说，这温邪是热邪、热病。所以，我们一定要清楚第一条。

第二条，说湿热病属温病的一部分。那么，温病分几类。这第二类呢，就是湿热病。温热病是温为主，湿热病呢，是热之外加上湿。这跟六淫邪气不同。它就是这样，说湿与温合。它的特征是湿与温合，温就温邪的温，它又加上一个湿，所以说它"如油入面"。为什么叶天士说它"如油入面"呢？湿就跟油一样，热是温热，温热与湿混到一块了，这就麻烦了，所以不管什么病加上湿的时候，就不好治了，不会治湿病就老错，不是凉了，就是热了，不是补了，就是泄了。你这湿，补、泻、凉、滋腻，怎么都不行。就是吴鞠通说的，"汗之不出则神昏耳聋；下之则洞泄"。湿无下法，不管什么（时候）也不许泄呀，用泄就横住了，这是湿病的一个特点。温病加上湿，如油入面，面合到（油）里头挺容易，混成一体，（想分离出来就难了）湿也好治，热也好治，（湿热合到一起就不好治。）治湿热病必须得会分离开，谁会分离，（谁）就能治好。分离不开，你哪个也治不了。所以，湿，汗之不行，下之不行，润之不行，补之不行。（这就是）为什么湿温病最难治（的原因）。学会了治这湿热病，别的都好办。所以（治疗）发热病，老想（清热不行）。发热的多了，（治好的不多。）就说我去某某（会诊那次），（当地）那些名医上来就老山人参，上来就大补，认为久病成虚呀，对，病久了是（有些虚）。但，你这儿错了——抗生素不停地给。我就问他，抗生素你再给，明儿个霉菌出来怎么办哪？他说：是呀。也不敢再给（抗生素）了。后来我就用我的栀子豉汤，用上就好。第二天，非让我再治。你老记住了，甭管高热低热，多少日子，方法就在这呢。一般地说，豆豉、炒山栀它腻不了，也补不了，也凉不了，全错不了。所以湿跟热（合），最难治，那么所以叫湿温，其为湿邪与热邪互阻而成，决非温热挟湿可以比。这俩，一个是温热夹湿，一个是湿温，湿与热合，这是两个（病）。湿热只是加上点湿，这好办，湿没进去。湿，你或者是给湿怎么着（用药），下头可以利一利，反正治湿不外三大法，风胜湿，苦燥湿，淡渗利湿。加上一点热，混在一块可就不好治了，散风不行，利尿不行，难了。论及治法，与湿热病另外一途也。要治湿热病就单说了。

温病的特点，它为什么分卫气营血？"在卫汗之可也"，这是叶天士说的。"在卫汗之可也"，但绝非应用汗法。在卫分你一宣通它，出了点汗，卫分就通了，热就散了，就行了。不是让你用汗法——麻黄汤、桂枝汤、葛根、青龙。不是！卫分是宣开就得了。这是在卫分，一定要明白 **"在卫汗之可也"**（的含义）。

"到气才可清气"，（意思是说）不到气不可以清气。气分证是卫分证已经化热了，有时早就化热了，刚化热、初化热的时候，脉数、脉洪、口干、口渴，气分证是什么呢？（大热）、大汗、大渴、脉洪大，这叫气分证吧，白虎汤证啊，得（脉证俱）全的时候（才成立）。你可不能（早）用白虎汤。所以有的人上课就这么讲白虎汤，石膏最少用四两，是吧？咱们这儿都这么讲啊，说石膏便宜，几分钱一两。多用的缺点就是"寒则涩而不流"，定住了。为什么我说某某这老头儿，糖尿病，用截断疗法。为什么我说这大夫不会瞧病，我亲手试过多少回了。他的意思就是早上抗生素，就给这病截回去了。

我说几个病例，一个饭店经理，女的，40多岁，东城区副食公司经理，跟我挺熟，请我去看。病得很重，但还能上班，她说：我呀原先是上火，还能上班，现在上不了班了，浑身难受。颌下淋巴结肿大。本来还可以，有一个药材公司的经理带着几丸安宫牛黄丸，说我送你几丸好药，（用上）这药，就到了头了。还真到头了。吃了两丸，比先前还难受。不到营不许用营分药。犀角、羚羊倒是好，都想开这药。后来我一摸她颌下淋巴结，我说：呀，今儿给你开药，吃两剂，今儿晚上回去，用热毛巾蒸，最少三十分钟，明儿个就上不了班了。她说：为什么？（我说：）明儿个你那脑袋肯定肿得跟斗一样。（她说：）那怎么办？我说：你别害怕，你还吃这药，再吃第二剂，到三天头上就好了。后来再去看，就好了。她还说：（第二天）脸全肿了，好，您要是（事先）不说，我肯定要去住院了。热郁住了，出不来了，还必须走这条路，让它出来，这时叫你开辛温药，你就不敢了。可是你没有辛温药，就散不开呀。它这完全定住了，具体用药：主要是宣阳。第二天一蒸，还真肿了。第二剂药吃完，就没事了，心里也痛快了，哪儿都不难受了。

最近这两个月，去福州之前，白介夫给我介绍一患者，就是感冒，他是位记者，也就是风温感冒，要是吃点宣阳药也就好了。那大夫可好，羚羊角什么的就上，倒是不热了，你别看（发热）38℃，（倒不难受，）吃完那药（体温）就好了，就是难受哇，很憋，浑身不舒服。我一看就（知道）是凉药太多了。吃那么些羚羊（角）干吗？退热哇。吃我这药，慢慢退热，开了四五剂，慢慢就好了。我呢，就去福州了。（从福州）回来后，（患者）又发热了，我说：必是你吃什么了，他说：病好了，补一补吧，天天吃鸡汤，所以又给热回来了。（我说：）你应该吃粥哇。又（开方），还是用宣阳，就好了。

汪老（在世）那时候，像北京一派的吧，都是用银翘散加牛黄清心，规规矩矩的大夫。再差一点，就用生石膏二两了，确实用不了八分呢。再次一点，就元参、麦冬，大量的增液汤，这全错了。所以，（当时）在汪老那儿真没白抄（方），心里明白，温病必须懂得这个。辛凉也好，辛温也好，不是解表，而是清热。清热不许凉。在卫分疏卫，不到气不可以清气。到气，不是大汗、大渴、汗出、脉洪大时，也不要用那么些石膏。我们用药老要（记着），点到就行。咱们用药不是治病，是把这个从不正常引到正常去。这是不是想，石膏多用就治了病，（分量用）轻了就治不了病？得弄通这个道理。在卫还是在气，到气（分）之后行。可是呢，为什么到了营分了呢，一般到营就是二十几天，在气分的时候大概十几天。温病念了半天就想着气分证，时间最长，最复杂，从上头（往下数）：肝、胆、脾、胃、肠、膀胱，全是气分热，可是（不管）到哪儿，要是治不好，可解决不了，治好了就行了。治不好，老治错，越治错越多，老好不了。就跟上回春节瞧这个，用完了羚羊了，用完了犀角了，那么难受了。（请）你来（会诊）了。一类，他这大夫没治好，怎么没好呢，必是气虚了，岁数再大一点，今年八十了，上来就补，来二两党参，越治越坏，给治死了。所以，不到气分不许用（气分）药，到了气分才许用。反过来（治）就得好了。再好不了，说入了营了，怎么那么难呀，消耗得深呀。不治一个患者（不知道），从卫分、气分就得20天呢，就说是开了方就得好。好不了！你用药也得用对，过滋腻、过凉、过泄、过解表了、过补了，这温病要到20天就乱了。你这不行了，（年）老了，气不足，（来点儿）人参吧，那个又说，人参又热了，不行，来点生脉饮吧。不管怎么说呢，（都）属于补类。

再一类，怎么说呢，还得凉，余热还不净呢。生石膏不行，来点紫雪吧。这几治就给治死了。死都这么死的。所以卫、气、营、血，不到哪儿，就不能用哪儿的药！

第三条：伤寒，古人述之甚明，是皮毛感受风邪或寒邪，故脉浮紧或脉浮缓，称之伤寒与中风，皆是风寒在皮毛，外束于太阳之经。太阳之脉起于目内眦，上额，交巅，入络脑，还出，别下项，循肩膊内，夹脊，抵腰中，或头痛项强而恶寒，或体痛呕逆。脉阴阳俱紧。方用辛温解表或解肌，以求其汗，三者根本不同。用药亦异也。

这三类基本是不同的。伤寒就（包括）中风与伤寒，外头皮毛受的病，皮毛中受，太阳主人身之表，体痛、呕逆，脉阴阳俱紧，所以用些麻黄汤、桂枝汤。所以伤寒、湿温、温热，这三者根本不同。

第二讲

第四条：温热病邪，从口鼻入肺，咽红且痛，甚则作咳，脉必浮数，口渴咽红。肺外合皮毛，故云在卫。卫分证必寒热头痛，非是表邪，乃火热内郁之象，决不可误认为表证而用解表求汗之法。此虽形寒，而舌红、口渴、咽干皆是热象，或前额有汗，乃火热上蒸之象，用药当以疏卫开郁，若过寒凉必遏其热，气机闭塞，卫失疏和，反而增重矣。

温病，热啊！是从口鼻吸受进来的，到肺。它的特点就是咽红，扁桃体肿大，因为下到了气管，所以咳嗽。脉浮数，浮为在卫分。这个关键是**数**！是**热**！写**数**就行，把郁热散开就行。老要记住是**热**，不是受凉。它的症状呢，**口渴，咽红**。因为它热在肺，肺呢，外合皮毛，故云在卫，温热病，为什么说它在卫分呢，就是因为温热邪气从口腔入到气管，到肺，肺主皮毛，所以叫卫分证。卫分证的特点，有寒热，有头痛，好像时有恶寒，这个不是因为着凉，是因为肺气不宣，表皮不宣，有一点微恶风寒，并非像伤寒那么寒战，那么恶寒。再一类呢，也可能化热的时候它有点恶寒。我们老想从症状上，一个症就变成了方法。中医大概就这么想。往往，我常讲，人的不同，文化的不同，反映出的问题也不同。你如果懂得这些，你就跟大夫说了，说我的背上微微有点恶风，也不是怕冷，这就是知识分子，说完之后就会开方。要是一般的农民、工人，他们说不了这么清楚，他就告诉你身上难受。这就很不好瞧了。所以必须从脉看，看咽喉，这样细致地（看），这时候他绝不是像风寒头痛，体痛呕逆，脉阴阳俱紧，更不是脉浮紧，浮缓，既不是伤寒，也不是中风。他就**脉数**，**脉数**的意思就告诉你是**温**，甭咬这个**浮数**！吴鞠通说主要是："**太阴之为病，脉不缓不紧而动数**"，主要是**数**！"**或两寸独大，尺肤热，头痛，微恶风寒，身热自汗，口渴或不渴而咳，午后热甚者，名曰温病。**"（这就是）温病的条文。吴鞠通说的是这个："**太阴之为病，脉不缓不紧而动数**"，他说得对呀，脉不缓，也不紧，不是中风，也不是伤寒。**脉数**，告诉你是**热**，**动数**，他没写**浮数**。后来（后人）就（又）加上浮数。浮数，这又表，又表热了。主要就这些。所以温病要把这几条交代清楚。卫分证啊，特点就是有寒热，头痛。那么不是表邪，乃火热内郁之象。恶寒，就说是寒热头痛，一般想到表证去了，就错了。老记住了，**热的时候就恶寒**，所以（恶寒不是）表邪，乃火热内郁之象。那么《内经》病机十九条讲得很清楚：寒颤，如丧神守，没了（魂）魄了，皆属于热啊。这（不）是太阳病，也没告诉你吃麻黄汤、桂枝汤。热，火热郁的时候有恶寒。从临床上看，大叶性肺炎，恶寒，什么火热盛，中医说的，温邪在气分了，是不是就怕你这桂枝汤、麻黄汤？血白细胞 $14 \times 10^9/L$ 了，他不懂。所以，我们必须有西医学知识。所以，我在病房就是（这样做的），发热，我瞧瞧，白细胞多少？五千几（立方毫米）？那肯定是流行性感冒，着凉了，开桂枝汤，行！

风、寒、暑、湿、燥、火，这个呢，讲的是六淫邪气。温邪自口鼻吸受，你就记住了，一个是口鼻吸受而病，一个是皮毛受病。一个是温，就是口鼻吸来的。流行性乙型脑炎就是温，（这个）不是口鼻吸来的，甭管它是什么，是以温热为主。流行性乙型脑炎、病毒性脑炎，甭管它，尤其是春天流行性乙型脑炎，这俩你弄不清楚就乱了。哪个都是热，"温邪上受，首先犯肺，逆传心包"。所以，我这心就乱，就跟我们天天说的肾一样。逆传心包呢，心主神明，昏迷了，就逆传心包；逆传心包，人就昏迷了。就是发高热昏迷了，才说他是逆传心包。逆传心包怎么着呢，你应该是泄、是凉啊？他没弄清楚，就是郁热，高热神昏了。在这儿说一个病例。

李某，高中毕业。安宫、紫雪、至宝丹，都吃了，不管用。发热，昏迷了，十几天不大便，通大便的药吃了也不成。不行了，请宣武（医院）内科主任来会诊，之后人一看，病毒性脑膜炎，说诊断作出来了，他就走了。这怎么办，你们怎么不请温病专家赵绍琴？他们都说对了。当时我们老太太住院呢，就在这个医院。（于是，）到我们老太太（住的病房）那儿，堵上我了。我要去（看患者），老太太说，你可别瞧了，昏迷好几天了，你可弄不了。我呢，开了一个方，淡豆豉、山栀、前胡、杏仁、枇杷叶，就开的这个。想宣阳，只要郁，不是你给捅开了（门），（热）已经要到门（口）了，你别挤他，让他自个出来。不过，这三剂药两钟头一剂，赶紧吃。急症，急用药。吃完了这药，第二天，汗也出来了，拉了一床，他好了。

我在协和（医院）瞧过一流行性乙型脑炎，问：什么病啊？他们说：流行性乙型脑炎，我们会治，有药。现在让你看的是剥脱性肠炎，我们没药。我说：瞧瞧患者吧，一看，显微镜底下，全是上肠皮子，到现在去了一半了，还有一半，明儿个到这儿，肠子就没了。他说他的，我一看脉，完全是邪热入营，就问他大便颜色，黑的，臭极了。"暴注下迫，皆属于热"，就开葛根芩连汤，加上了四钱紫雪，石膏三四两，黄连，药味不多，回来之后，就说这个恐怕不行了，估计明儿个就死了。好，明儿，后儿来电话了，还得去，不拉了，热也退了，全好了。明儿出院，后来就甘寒育阴。

这回去上海（会诊），是肺癌。给患者右肺两肺叶全切了。切完之后发热40℃，气管也切开了，人确实够呛了，他那儿还给抗生素。我说：是不是把这抗生素停一停，你那还凉着，我这栀子豉汤哪行？不然等霉菌出来更麻烦。我写的是暑热蕴郁，这么个思路，我开的藿香、佩兰，祛暑芳香，芳香清化，淡豆豉、炒山栀、前胡、杏仁、枇杷叶、焦三仙、水红花子，就是狗尾巴花子，他的特点就是化食化滞，清热活血，没人用，瞿老用。吃这药后，第二天打电话说热退了，请再去一趟，说有点肿，就导尿，他们吃的是氢氯噻嗪。我说：你别动，就吃我这药，平平稳稳的。结果不行，老导尿，结果就死了。他这思路就跟治肾炎似的，谁不利尿？用药（思路）不同。

第五条：温邪在卫，当以疏卫为主，宣其阳，开其郁，佐以清热。热多则清，郁多则宣，湿遏用芳化，火郁当升降，切不可以解表求汗而用辛温，否则伤津损液不利于病。古人谓"在卫汗之可也"，非属方法，乃是目的，否则与温病相背矣。

温病在卫分，不是解表，当以疏卫为主。在卫分时，温病，从口鼻来的，在卫分，这里头是热，当以疏通卫分为主，不是解表，宣其阳，开其郁，佐以清热。不是什么什么解表，银翘散虽然有芥穗呀，但主要的是宣阳，得这样认识。**热多则清，郁多则宣**。治疗温病是这样。热多用清，郁多用宣，湿滞用芳化，里头湿郁了，用芳香芳化的方法。**火郁当升降**。这些方法呢，温病是这个，不解表也不发汗，宣其阳，开其郁，佐以清热。**热多则清，郁多则宣，湿遏用芳化，火郁当升降**。这是真正的温病的道理，火郁住了，什么叫火郁住了，发冷啊，四肢冷啊，舌头很红，并没有表证，可是冷，这个时候应该用升降，切不可解表求汗而用辛温，绝对不能用解表药求他的汗，用辛温或桂枝汤、麻黄汤啊，想解表，这思想体系一定要弄清楚了，伤寒、温病（不能）混为一谈，所以我这块儿特别严格地说这个，否则，假若不是这样，你用辛温解表药了，伤津损液，不利于病。你不是按温病的方法，你求汗，解表，用辛温药，必然伤津液，损伤了阴液，不利于病。古人说"在卫汗之可也"，非属方法，而是目的。就这方法，不是用解表发汗的方法，"汗之"是目的，身上潮，有汗。这句话，咱们没有西医学知识，总弄不清。我常讲，大叶性肺炎，开始胸疼，寒战，发高热，脉洪数有力，大叶性肺炎，打的是有消炎药，一般六七天就好，他也是出了很多汗，这样热退了，这是发汗解表吗，是炎症清了，营卫通畅了，身上潮润了，他也是因为热郁住了，皮肤不潮润了，你这句话得懂！你瞧我们身上皮肤都潮润了，这句话你得懂！为什么这样，你不用发汗，他就是湿的。气血通畅，营卫通达，三焦通畅，所以这个时候，身上是潮润的。那么，"**在卫汗之可也**"，不是用出汗的方法，而是要求达到的目的（"汗"不是动词而是名词）。用了这些个开郁、宣阳、清热的药之后，热清了，身上皮肤潮润了，"**在卫汗之可也**"是这么个意思。见汗就行，正气恢复，郁热得清，就好了，非属方法，乃是目的，不是让你解表。"**在卫汗之可也**"，有点汗就行，否则，就与温病相悖。这个（观点）呢，就在（给）第一届研究生班讲课时（讲了），当时就乱了套了，（大家）都认为可以解表。温病卫分证，用辛凉清解之法，并非发汗之意，而是宣郁疏卫，以清透郁热。辛可开郁，凉能泻热。郁开热降，肺之宣发肃降功能得复，表清里和，营卫通畅，津液得复，自然微汗出而愈。寒凉之中少佐辛温之味，开郁以宣畅气机，又避免一派寒凉，致涩而不行之弊，且量宜轻，所以并非辛温发汗之用。银翘散为什么用上荆芥穗，目的是宣阳开卫分。温病历来有禁汗之忌，不许发汗呢，温病最伤人阴分。若误用辛温发汗，则助邪伤阴，必使病情加重。所以《伤寒论》，在太阳病篇第六条说，"**太阳病，发热而咳，不恶寒者为温病，若发汗已，身灼热者，名曰风温。**"你明确了温病发汗，伤阴助热，可速传营血，内陷心包，发为昏厥谵语。因此温病"**在卫汗之可也**"，即是微汗出即痊愈。绝非用辛温药发汗，而是辛凉清解，宣郁清透其热，邪去，营卫通畅，自然微汗出，所以说，"**在卫汗之可也**"，不是汗法，而是目的，因为热清了，出了汗了。所以，你没学过西医学，没法理解，上呼吸道感染，你查白细胞 13×10^9/L，着凉、流行性感冒那个白细胞 5×10^9/L，所以我在病房诊治发热，就查白细胞多少，正常是 8×10^9/L 到 10×10^9/L，白细胞高了，12×10^9/L，一定是热证，里头热呀；白细胞不够呢，肯定是流行性感冒、着凉，麻黄汤、桂枝汤，你来吧。所以，这个西医学帮了中医。很多人大多数人讲温病，实际上还是讲解表，讲伤寒那套。为什么反对截断疗法，他们没有临床经验，净是一发热就给抗生素。我实验过了，不行啊！

　　一个社会科学院的老头，78岁，姓唐，他儿子现在是某某市的书记。什么病呢？就是发高热，后来脑出血，脑出血手术后，咳嗽，就给气管切开了。我从韩国回来之后，卫生部的一个也不知道什么人，非要我给瞧不行。他女儿就来请我。你说瞧这个哪有信心呢？78岁一老头，脑出血，手术了，高热40℃，我心里也没底。后来就瞧，一次、二次、三次、四次，就慢慢好起来了，睁开眼了，也能说话了，热呢，也退了，他就剩拉稀，也好了，热退了。春节他女儿去了家里看我，我对她说：你能不能给你爸爸这病例写一写，什么情况，反正就这么个病例，写出来多多少少对后辈有些个教育意义。

温邪在卫，肺气郁，卫阳之气不得宣发，治疗重在开宣肺气，以恢复肺的宣发肃降功能，邪去则卫阳之气达于体表，营卫通畅，则微汗出而愈。卫分证属郁热，治以宣郁清热。郁不开则热不易清，多用寒凉，气机闭塞，热不得外达而内闭，它出不去，必往里走，病反而重。故在疏卫开郁中，佐以清热。其清热之品宜轻清透泄之品，使热外达。热重郁轻者，清热为主，佐以宣郁之品。注意保持气机通畅，以利热郁外达。这个记住，热郁外达不是清热！老记住，温病不是清，而是热郁外达，是宣！

底下，**火郁当发**。发是疏散之意。**火郁当发**。所以我常说，火热当清啊，火郁的时候应该发汗。干嘛呢，使其疏散也。重在调其气机。怎么发呀，重在调其气机，可用升降散、栀子豉汤之类，用这些药，（使）气机舒展，则郁开火散。切忌寒凉滋腻！栀子豉汤：豆豉可入卫、气，宣其郁；栀子清三焦之火而下行，其郁热当从小便而去，而且栀子有宣发功能，又有清热之效。（二药）不仅用于温病证，凡病者，因热郁者，无不应手而效。

曾治一多汗证，男，30岁，身体壮实，汗出如洗，病已3年。经中西药止汗，皆无效。其脉证：心烦，舌红起刺，脉沉弦细。（病属）热郁于内。用栀子豉汤，加黄连、竹叶、麦冬，服6剂而汗止。心烦，（须）解郁。升降散可宣全身气机，使郁热当从大便而去，其加减变化用于杂病亦效。

曾治一人，女，32岁，四末不温，心烦梦多，面色花斑，舌红起刺，苔腻，脉弦数。曾服四逆汤，附子用至两余，不效。改用升降散，去大黄，加荆芥、防风、紫苏、藿梗。服2剂，大便泻秽浊甚多。服十余剂，手脚转温，面色花斑全退。

在《医门法律》中有这么一个病案，也是这个，就是冷，一般的大夫就给桂、附、干姜等热药，徐经天就说：哎呀，这个错了，（赶快停药）不然，将来必招重病。结果，病也没好，身上全是脓疱。这就是用药用的这个毒热。所以郁与热弄不清时，以开郁为主！你治热，先开郁，有热，你开郁（也）不要紧。郁的时候，开郁也对。老不能一下子就怎么样了，附子用几两，石膏用几两，不是这样。所以我到临床上时，脑子里起码得有这些经验、理论。不能单看成是热，也不能单看成是虚。所以，这虚虚实实，看准他的证候。湿滞上焦，邪在卫分，上焦肺气郁闭，湿为阴邪，忌用寒凉。所以，这温病，假若脉濡、脉沉，舌苔腻，一身乏力，发热不退，必是有湿。那么这些个低热，这些个情况，千万记住，这是湿滞，当用辛微温芳香之品，开肺气，化湿郁，微汗出，使湿从汗泄，热随湿解。肺为水之上源，主一身之气，肺气开则水道宣畅，湿从小便而去。肺气宣发，湿浊可散，即所谓气化则湿化，气行则湿亦行矣。药如藿香、佩兰、苏叶、白芷、香薷、大豆卷、淡豆豉、桔梗、杏仁、前胡、芦根等。这儿讲的就是，湿滞的时候，要认识到，一个热郁，一个湿滞。假若有低热，绝不是上来就用地骨皮、桑白皮。老想着滋阴啊、泄热呀，全完了，一治就错，治不好了。所以瞿老常说，他有郁热，他用的全是黏腻药，桑白皮，最黏最凉了，全部郁住了，跟那热在里头吸上了，你再（想）开（郁），（就难了）。所以说很难。就好比治咳嗽，很多人让吃罂粟壳，大烟，吃了明儿就不咳嗽了，可是从此呢，就敛住了，热郁于内，用不了一两个月，得肺痈了。他不恨这大夫，他说人家把他这咳嗽治好了。就这么治，老不从根上治，留了根，留了后患了。

温为阳邪，最伤人之阴液。温病起初，邪在肺卫，即伤肺阴。故见口干、微渴之证，不可辛温发汗，辛温（发汗）则伤阴助热。且，汗为心液，心阴受伤，热邪炽盛，即可内陷心包，发为昏厥之变。故吴鞠通告诫道："太阴温病不可发汗，发汗而汗之不出者，必发斑疹。"太阴温病，就是我说的，不可发汗。即，他不但告诉你不许发汗，而且告诫"发汗而汗之不出者，必发斑疹"。（温病）没有表证，你发什么汗呢？"发汗而汗不出，必发斑疹。"热郁更重了，斑疹（出来了），到了营分了。"汗出过多，必神昏谵语。"汗出多了，阴伤了，所以到了营分了。

古来温病混称伤寒，用辛温之法治疗温病，变证蜂起。寒之与温，本质不同，治法大异也。

这段还是解释温病是热，不许发汗。发汗之后，阴分即伤。（叶天士）、吴鞠通（的论述）引证了十几条，尤其是叶天士的话（更要深思）。

第六条，叶氏谓："到气才可清气。"若未到气，切不可清气，初至当以疏卫之外略佐以清气，中至仍不可过清，若实为至气，亦不可一味寒凉，寒则涩而不流，气机不宣，三焦不畅，早用寒凉郁遏其邪，邪无出路，反致病不能除。清气之法甚多，包括凉膈、利胆、泻火、导滞、通腑等，在治疗时均以宣气机为本。

叶天士说，"**到气才可清气，**"未到气不可清气。底下是我说的，"**初至气分当以疏卫之外，略佐以清气。**"为什么初至呢，从卫分到气分，不像手表蹦字，一下就过去了，得过渡一段时间，不像蹦字似的，今儿卫分，明儿就气分了。昨还银翘散呢，今儿就白虎汤了。到气才可清气，没到气，就不可清气。虽然古人这样说，可没写这么清楚。说初到气当以疏卫为主，略佐以清气；**中至气，仍不可过用清，**可用白虎汤，但不可（用）大量石膏。到了气分了，高热、汗出、口渴，脉洪大，亦不可一味寒凉。寒则涩而不疏，气机不宣，三焦不畅。早用寒凉，抑遏邪气，邪无出路，反至病不能保。清气法甚多，可选凉膈散、温胆汤，泻火、导滞、通腑，治疗时以宣气机为主，用这些方法。到了气分的时候，也离不开宣阳。不是一下子就凉为主。温病讲的主要是气分证病变，在卫分一两天就过了。一化热就到了气分，从喉头往下，肺、心、胸膈，一直到肠胃，到了营分以前，都属气分。治疗方法也多，事也多。包括肺、胃、胸膈、肠、肝、胆、膀胱，以热盛、口渴、舌红、苔黄、脉数为主。卫分、气分证均属于功能性病变，都有一个原则，邪热均有外达之机，本能因之治疗气分证。虽用寒凉，但必须注意其热势轻重，以寒而不凝滞气机，利于邪气外达为原则，凉就是凉气机，不要凉过了，弄成"寒则涩而不流"就糟了。"到气才可清气"，就是说邪在卫分时，虽发热亦不可清气，卫分之邪当用辛凉清解方法，使之从卫分而解，误用清气，因过于寒凉，卫分郁闭，卫气受伤，邪不得解，反而郁闭。因为它不能到外头去，必往里来，病必加重，须改用疏卫展气之品，使邪从卫分而解。

曾治一患者，男，初起头痛，微恶风寒，咳嗽不重，发热38℃，脉浮数，舌白，苔腻，根略黄，口干，心烦，二便如常。前医为速求其效，用清气退热之味。

［处方］生石膏30g，连翘9g，银花9g，芦根30g，大青叶30g，黄芩9g，知母9g，并服紫雪丹0.3g。

药后身热不退，头疼、恶寒未解，且一身酸楚乏力。我观之舌苔腻滑而白，邪在气分。腻是湿郁，滑润也是有湿，面色暗浊，知其为寒凉所遏，面色乌暗，用凉太多，阳明之脉荣于面，当宣阳不宣阳，你（用凉药），给遏滞住了，所以脸不光滑，非常暗。所以，用舒卫展气之品。

［处方］薄荷，芥穗，淡豆豉，山栀，桑叶，菊花，炒牛蒡子，前胡，杏仁。

服药1剂后，卫气得舒，周身小汗，身热退而愈。

所谓"**中至气分证**"，已经到了气分，气分热尚不盛时，亦不可（过）用清气之品。如凉膈散之类，既清气分郁热，又用清轻透邪之味，使邪气外达，老记住，不是过度寒凉，灼热（就）去了。（要）使邪气从卫分而解。

邪气完全入到营分（应为"气分"），一派里热蒸腾之象。但其热仍有外达之机，故当宣展气机，郁热自个儿就往外走，药用轻灵，不可寒凉滋腻。吴氏说：这白虎（汤）为了达热出表（而设），若其人汗不出者，不可服也。气分无形热盛，在使白虎（汤）时切勿加入生地、麦冬、元参之类滋腻阴凝之品。白虎汤你加上生地、石斛、麦冬，糟了，恐阻滞气机，以致辛凉之剂变为寒凉之方。寒凉之品攻伐中阳，恐由热中变为寒中，所谓热之未除，寒之又起也。若你用黄芩、黄连之味，因其苦寒直折之品，药性直降下行，白虎汤失去了达热出表之功，变为苦寒直折之方。治疗时应注意避免以上错误。

在腑之热应从二便而去，因之应注意宣畅气机。气机宣畅，热邪才有外达之路。热可外达，清之最易。治温病要懂得火郁发之。故治疗不当，气机不宣，热郁于内，清之不去，滋之难透，补之益炽。必宣郁清热，郁开热清而愈。

1981年，天气晴朗，应寒反温，（一患者）几天前参加运动会后汗大出，未及时增减衣物，感风热之邪致病，当晚又吃年糕、高粱饴糖等难以消化之物。发病初起，发热，微恶风寒，恶心口干，后热势加重。注射安乃近、安痛定，高热不退，呕逆频作，烦躁。体温39℃，心烦不安，呕吐频频，不进饮食，腹痛，大便二日未行，口干，舌红刺满布，苔黄厚腻，脉滑数有力，此为风热上受，食滞中阻，气机不畅，热郁于中上二焦，证属冬温挟滞。虽在气分，亦不可一派寒凉、宣郁清热化滞方法，主要宣郁化滞为主，宗栀子豉汤，（合）保和丸法。

[处方]淡豆豉10g，炒山栀6g，苏藿梗各10g，半夏10g，陈皮10g，竹茹6g，水红花子10g，焦三仙各10g，槟榔10g，马尾连10g，保和丸（布包入煎）15g。2剂。

二诊：1月9日。上方服1剂后，身热已退，排出恶臭大便甚多。连服2剂，体温正常。又验了白细胞，9×10^9/L。舌上薄苔而稍腻，食滞化而未尽，再用保和丸调理而愈。

这就是我治疗温病的主要点，甭管卫、气、营、血，都不是越凉越好，老是要懂得宣阳，一个凉，一个滋，都错了。那么西医的抗生素对不对呢？看情况，不行的话，就不跟它合作了，必须用宣阳的方法。

第三讲

扫一扫，看视频

好，今天我们讲（温病心得）第三讲。

（黑板）伤寒古人述之甚明，是皮毛感受风邪或寒邪，故脉浮，浮紧或浮缓，头痛项强而恶寒，或体痛呕逆，脉阴阳俱紧，方用辛温解表或解肌，以求其汗。因此，伤寒、中风与温病根本不同，用药亦异也。

那么这一段讲的，还是温病和伤寒的不同点。重点说明，尤其是在临床，不能把温病和伤寒看成一个东西。第一节讲了，温病是（从）口鼻而入，也讲了伤寒寒邪从皮毛而侵入。那么风邪也是从皮毛侵入。风邪、寒邪是要解表，是要发汗、解肌，可是温病是以热为主，必须用清热的方法来清理（病邪）。

温病在清代康熙年间才开始发展起来，当然是以叶香岩为主。那么汉代呢，也有温病。在广义的伤寒里面，也讲了温病。在《素问·热论》篇中也讲过："今夫热病者，皆伤寒之类也。"说的是凡是这些热病，都是伤寒一类的。在《难经》中也讲过，说"伤寒有五，有中风、伤寒、湿温、热病、暑病"。都是热病，也就是广义的伤寒。

今天我们讲的，就是要将温病、伤寒弄清楚。比如说温病卫分证，与伤寒表证不同。这一句话要弄清楚。温病讲的是卫气营血，那么伤寒呢，讲的是六经、表里。太阳、阳明、少阳、太阴、少阴、厥阴。温病讲的是卫、气、营、血。有的人就认为太麻烦了，怎么又是六经辨证，又是三焦辨证，又是卫气营血辨证，是不是麻烦呢？认为麻烦是错的。因为中国医学和现代科学一样，越研究越细致，不能把周朝、汉朝这些很朴素的东西，到了今天还这么讲。这是医学进步所不允许的。

那么，从《伤寒论》的汉代，到了清代，差不多有了一千多年。进展得很好，很正常，之后才发明出了温病，提出了三焦辨证、卫气营血辨证。绝对不许开倒车，返回去，不行。我常讲，西洋医学越研究越细。在（20世纪）二三十年代，没有什么心脏病、心电图，到了三十年代以后，四五十年代，逐渐地才有了心电图，越研究越细。我们中国医学也是一样，要越研究越细。这种想简单化的说法，就是不学无术，想开倒车，这是错的。

温病的卫分证与伤寒的表证不同。卫分证是发热、微恶风寒，是肺经的郁热病。温邪从口鼻而入，鼻通于肺，从气管、喉头到肺。这个是温邪，所以它也恶风，也有怕风啊、怕冷啊，这些卫分证。为什么说它叫卫分证呢？为什么不说它是表证，古人不是说过"有一分恶寒，就有一分表证"，应该解表啊。前几次我也讲得很清楚，温邪是热邪，从口鼻吸进来的，鼻经过咽喉，经过气管，通到肺。肺主皮毛，皮毛司开合，所以在肺的郁热，反映到皮毛，皮毛不和，所以有寒热，有发热、恶寒。这个恶寒，或者微恶寒，或者憎寒，有一点怕冷，这个不是表气闭，而是肺郁热之后皮毛不和。它主要的原因是肺经郁热。肺主宣发、肃降，主皮毛，这是它本身的功能。卫阳之气能够达到体表，这样是正常的。由于肺气不疏，表气不和出现的微恶风寒，这个不是表病，不是表气受了风寒。那么它的道理是什么呢？它的道理是个郁热。根据什么你说是郁热？第一个就是从客观的检查看，脉象是浮的，或者是数的，也可以说是浮数。吴鞠通说"太阴之为病，脉不紧、不缓而动数"，说就是以数为主。浮代表了卫分，数代表了热，是这个（道理）。再一个呢，它是喉咙痛、咳嗽、有汗，跟伤寒绝对不同。喉咙痛说明是热郁于肺。咳嗽是肺气郁热，所以他就咳嗽。为什么有汗呢？它的有汗是因为肺气郁热上迫上蒸，所以吴鞠通讲的是"火克金也"，就是热克了肺了，这样的咳嗽，与伤寒的寒邪从皮毛而入、寒邪束表、肺气不宣的咳嗽根本不同。我们再从客观上检查，舌头，伤寒，是白的，是滑的，是润的，是腻的——（舌）质是淡的；温病，（舌）质是红的，舌面是干的，虽然是白，它是个糙白，是个老的，不是滑润的，不是腻的。从客观的脉、舌看是这样。那么色呢？寒邪是面色白的，温邪热郁，一般说面色不是那么惨白，甚至于发红，偏红一点。同时嘴唇、口角，我们看看，口唇也是红的，也还有点渴，微渴。所以吴鞠通在《温病条辨》上讲得很清楚，说："太阴之为病，脉不紧不缓而动数，两寸独大，尺肤热，头痛，微恶风寒，身热，自汗，口渴，或不渴而咳，午后热甚者，名曰温病。"所以说温病是这么一个条文，跟伤寒是绝对不同。

《内经》也说过，说"上焦开发，宣五谷味，熏肤，充身、泽毛，若雾露之溉"（注：语出《灵枢·决气第三十》）。肺为娇脏，受邪则郁闭，卫阳之气不能外达，所以发热、微恶风寒，并且发热比较重，恶寒比较轻，与伤寒的这些症状，从外观上看，也是不一样的。那么伤寒呢，它是风邪或是寒邪中受太阳之经，太阳之脉起于目内眦，上额交巅，入络脑，环出别下项，循肩膊内，挟脊，抵腰中，所以它的头疼，是风邪（中）受到太阳经，太阳经有病了，所以腰疼体痛，头痛恶寒，浑身疼，这是太阳经受了风寒邪气。温病不是这样。那么有人也许问，温病有时候腿也疼。对了，有可能。我们在临床上有时候看温病、热病，也有腿痛，尤其是小孩，经常出现腿疼。什么道理？说明郁热于内，经络不和，腿也疼。可是尿是红的，大便是秘结的，因为他阳明腑气不通，热郁于内，所以有时候出现这种疼，跟受风寒是绝然不同的。

那么下边我再讲：说温病卫分证，实在说，就是肺经郁热证，因为它不是风寒，（所以）不能拿六经、拿伤寒这些方法、观点来看它。所以（应该）把它从卫气营血（的角度）看。因为它热郁于内，肺主皮毛，发热微恶寒，口干口渴，突出的就是嗓子红，喉咙痛，甚至于扁桃体肿大，再厉害还有扁桃体化脓，形成化脓性扁桃体炎、支气管炎、肺炎，都是些炎症、热证。为什么说它是热呢？温病，第一个就是舌是红的，舌质是红的，舌苔是白的，口渴，嘴干，嗓子疼，嗓子干，咳嗽，这些都是由于肺气郁热而形成的，绝对不可能错误地看成是风寒咳嗽。我们一定要鉴别清楚脉、舌、色，甚至于大便、小便这些客观的体征，（以）客观的检查为准的。

那么我们用（什么方法呢）？因为我们知道，温邪是个热邪，从口鼻吸受而来的热邪，我们用什么方法来治疗？必须用辛凉清解的方法。所以我这儿讲了，由于它（的脉证），因为它这脉不是紧的，也不是缓的，也不是头项强痛而恶寒的，所以呢，伤寒用辛温解表或是辛温解肌，以求其汗，温病呢，它是热郁于内，郁热上蒸，虽然有一些个恶寒发热，绝对不是表病，必须客观地看脉看舌。必须用这些个辛凉清解的药物。所以说"用药亦异也"。温病跟伤寒的治疗方法是绝然不同的。

那么，在《温病条辨》里头，也讲得很清楚。在上焦篇，吴鞠通讲，适用于辛凉轻剂、辛凉平剂、辛凉重剂。在今天很多人错误地解释成辛凉解表。对于这些，我自己认为，这些个（辛凉解表）用在别处可以，在别处用辛凉解表可以。如果是在温病，是辛凉清化、辛凉清解，重点在清。虽然是在风温，虽然是在卫分证，它毕竟是热，热郁于内也好，热再重了，接近气分，到了气分，也是热，必须用清法。跟伤寒的太阳病绝不同。太阳病，什么体痛、呕逆、脉阴阳俱紧等，这是受了寒邪，必须发汗。温病是热为主，是温邪，口鼻吸收的热，必须用清法。所以辛凉清解，或者说叫做辛凉疏卫。假如恶寒，闭塞得重呢，我们疏通疏通卫分，辛凉宣化，真正表气闭得有一点（重了），用宣化的方法。那么，自己通过临床，也看到了很多的前辈老师，用的都是这些方法，辛凉清解、辛凉宣化、辛凉疏卫。辛凉清解，或者是用苦甘泻热，在《内经》上讲得也很清楚，说"风温上犯（应该是"热淫于内"），治以辛凉，佐以苦甘"，没说佐以什么什么发汗，什么什么解表。所以今天啊，我们要特别注意，治疗温病，决不能写"解表"，绝对不写！不许求汗！那么，这是在《温病条辨》里头，吴鞠通重复又重复地讲得很清楚。

温病卫分证，因为邪在肺卫，病轻邪浅，在上焦，应该用一些轻清的——轻重的轻，清热的清——轻清的（药物）来清解它，用这些方法。宣泄上焦，干什么呢？用这些轻清——（黑板）用这些"轻"的"清"，来宣泄上焦之"热"，上焦的风热——风温，是风热，温邪在卫分的热。或者是在肺中的，咳嗽为主的，我们也是清肺热，都是要用清的方法。用清的方法干什么呢？来宣泄上焦——（黑板）来宣泄上焦之热。什么叫宣泄呢？宣，是往外——不是发汗，是往外宣通宣通，因为肺热，肺主皮毛，热郁于内，热——出不去，什么叫"郁于内"？就是闭住了，就咱们屋里头窗户、门都不开，热闭在里头了。怎么样呢？用一些宣泄的方法。宣，不是发汗，泄，不是攻里。就是窗户、门开个缝儿，给这热往外宣达宣达，这叫"宣泄"。宣泄什么呢？上焦的风热。《温病条辨》上焦篇讲"治上焦如羽，非轻不举"啊。这儿说的是心肺，上焦的郁热。

假若郁不能开，热就不能外泄，病必增重。本来开始，风温在卫分的时候，温邪从口鼻吸进去，到了肺，肺热上蒸，形成的这些个有点恶寒，有点发热，有点口干，有点咳嗽，嗓子有点红，头额上有点汗。都是郁热，我们把它这个郁热给宣通宣通，宣泄宣泄，绝不许用发汗药。什么叫发汗？宣泄跟发汗的区别在哪儿呢？发汗药要求的是皮毛开张，强迫地把津液从皮毛这儿（发）出来，干什么呢？因为受了风邪或是寒邪，把邪从这儿驱除出去，这叫做发汗法。宣泄法不是。宣泄法就是热郁于内，皮毛开一点儿，就跟我们（开）门似的，开一个门缝，窗户也开个缝。不许发汗，不让它出汗，让它把这热往外放一放。放什么呢？放这个温邪的郁热。那么这样，郁热能够开，热能够外泄。不然的话，越郁越热，所以就不能把郁热从卫分"输"出去。一部分热宣出去，一部分给郁宣开了，一部分郁热用甘寒药清它。如果不能这样，就会怎么样呢？表气越闭越热，这一下子就容易从卫分走到气分证。

那么，假若我们用了辛温解表药，有人不懂得这些个宣泄，轻清地疏通，用些个辛温解表药，把温病的津液、阴液更伤了，促进这个温病的增重。因为温病是热呀，热伤津液，它还口渴呢，温病上来就口渴呢，口渴口干哪，虽然不到气分的时候不想喝冷水，毕竟嘴是干的。什么道理啊？就是里头是热，舌质是红，口是干，逐渐就要渴了。卫分越热的时候，越口干，越口渴。卫分热重不重，看脉数不数。比如说浮数，或者是滑数，或者数得再厉害，就成了洪滑数，就到了气分了。从舌苔，从脉象，从面色，从症状，我们都要有正确的认识。千万不能把温病的恶寒、发热，错误地看成是表证，不能把温病的头疼，看成受了风寒。风寒的疼，是一种很剧烈的疼，温病的疼，是有些郁热上蒸、上攻，头有点儿胀，有点儿疼，不一样，症状上也不一样，必须辨别清楚。

下边我再讲，凡是温邪在上焦的时候，治以辛凉，佐以苦甘。应该用一些个辛的、凉的，宣其郁闭，郁开了，热清了，病就痊愈了。在这个阶段，吴鞠通提出了桑菊饮跟银翘散，都是来用辛凉清解的这些个药物。银花、连翘、桑叶、菊花、豆豉、桔梗、杏仁、枇杷叶、芦根，像这类药物，全是辛凉的，有一点儿开、有一点儿清为主的。像这个连翘，它是一个清热的（药），清气热，银花也是清热的，以这个为主，就是以清郁热为主的。那么桑叶、菊花呢？就是清头目为主的。风热在头目，所以头晕啊，头胀啊，都用些个桑叶、菊花，用这些个辛凉药物，就是以清为主，清上焦的郁热为主。那么豆豉，一般的，在这时候我喜欢用豆豉和山栀。那么豆豉呢，它是宣阳、宣郁，不是太辛温，不是什么大的发汗，可是它以宣阳为主。所以在银翘散里用豆豉、用山栀的意思，其实就是栀子豉汤啊，栀子豉汤干什么的？心中懊恼者，栀子豉汤主之。什么叫做懊恼呢？郁热，把它的热用豆豉给开开，宣（一下），并不是大的发汗。栀子呢，它本身是苦药，栀子本身的特征有两个，一个是宣阳，就是疏表，向上宣发的，第二一个功能呢，栀子是个苦的，是个泻热的（药）。所以说栀子豉汤治心中懊恼呢，（治的）是烦热，泻热，外边宣了，里边清了，用这么一个方法。那么银翘散里边，也用了荆芥了，也有薄荷，有人也提出来了，荆芥不是辛温药吗？薄荷是辛凉（药）啊。但是我们看一看，银翘散里的薄荷跟荆芥，用的量很小。一般我们用上 10g 荆芥，为了发汗解表，我们假如用 1g，或者 2g 荆芥呢？它只达到宣阳（的作用），并不发汗。就像我刚才讲的，门要是大开，屋里就可能太冷了，我们开个缝儿，干什么呢？疏通它，开它的郁，达到郁热开，给热放出来为主。不是想大开、发汗，不是！薄荷也是一样。在银翘散和桑菊饮里，薄荷也只用 1g，我们过去只用五分，就是这样。薄荷也不是多了就好，虽然是辛凉的，用得很轻。假若你把它用上三钱，发汗的量，就太过了，也是错的。所以吴鞠通总结了一句"治上焦如羽，非轻不举"，跟羽毛一样，必须要轻轻的，不能让它重了。

那么像桔梗，桔梗也是苦的，也是一个苦药，也是一个宣药。苦能泻热，它是上焦药，是宣扬药，所以用它也是把郁热——肺经的药嘛——来宣（扬）出去。

我们常用的杏仁呢，是辛苦温的，是入肺的。它是润肺、止咳、宣肺……辛苦温啊，辛开，苦降，温散。它对于肺，为什么杏仁能治咳嗽呢，所说的治咳嗽，它有润的可能，有宣的可能，有开的可能，还有点儿苦，有泻肺的可能。

枇杷叶，这也是我们经常用的。那么枇杷叶我们用来干什么呢？用来宣扬肺气。因为病在上焦，病在肺经，病在卫分，所以在这个时候，我个人常常用枇杷叶来宣扬。为什么呢？把它的郁热开开，咳嗽就清了。郁热没了，就不咳嗽了。不是枇杷叶止咳嗽，而是把郁热宣开了。

我们经常用的就是芦根。过去我们用的是鲜芦根。在这个时候用上一二两鲜芦根。芦根既有点疏卫，主要是以清为主。苇子嘛，芦根就是苇根啊，长在水塘里的苇子。它是个甘的，甘寒的，它又能清热，又能利肺气，常常用来治肺部疾患。像千金苇茎汤啊，它就是治这个肺和气管的郁热的。它就是有点疏卫，所以它就是这么好的一个清解、疏卫、利三焦这么一个药物。

那么这些个辛凉的药物，绝对不可以（用量）过重。在今天，我们常常看到有些个人，用连翘、银花、大青叶，用几两，认为去热，有人说这样用药力量大。对不对呢？肯定说这是错的。因为在卫分，要轻清的（药），要疏卫，你用那么重的干什么？所以经常我要用的：卫气不疏，适当地用点豆豉、山栀，头疼，用一点菊花、桑叶，咳嗽，用一点杏仁，肺气不宣，我就用一点前胡，宣宣肺气，常常加上点芦根，就够了。千万记住，"治上焦如羽，非轻不举"。煎药也不可以随便。煎三十分钟？不行。顶多微火煎上十分钟，香气出来了，假如有薄荷，把这1g的薄荷往里一搁，就得了，既能达到疏卫，也能达到清热。不可以过煎。吴鞠通在《温病条辨》银翘散底下讲得很清楚，银翘散把它研成面，每六小时一次。我们吃这种药呢，我经常也是，（给患者）一天吃四次药。上午两次，下午两次，甚至于晚上（加）一次，这样排着吃。有时告诉他（指患者）四小时一次，或者三小时一次。这种方法并不是西洋的，我们看看《温病条辨》写得很清楚：六小时一次，四小时一次，都是我们在吴鞠通时代以前就这么用。自己也体会，也看到了自己的前辈，用药也是这样。比如说，上午我看到这个小孩发热很高，开了一个药，是要宣卫啊，是疏郁啊。估计这小孩有麻疹。可是吃了三个钟头，麻疹出来了，马上停药，再吃第二个药。我们也看到了我们的前辈，一天换三张方子、四张方子，虽然我们那时候没有什么医院、病房，可是这个大夫一天要来几次，尤其治急性病。我自己也是这样用。

比如说头几年吧，像（20 世纪）三四十年代，猩红热很多，温热证很多，一天要给他四次药或者五次药，或者一天常常要变方，上午一个方，下午又一个方。什么道理又一方啊？比如说郁热很重，大便不通，上午我们来了，又是清气，又是通腑，比如给一个什么承气汤，或者是什么牛黄承气，什么承气，大便不通，我们下午要加重，下午说通了，马上停药，换轻药，等等的都是这样，根据脉舌、症状的重轻，随时加减药物。绝对不可以一个方子吃两天，不可以。尤其是我们这个专业，温病专业，跟古代医学不一样，跟那些个慢性病也不一样。不是神经衰弱，也不是肺结核，（多是）传染病，伤寒也好，急性的乙脑也好，像目前的流行性脑脊髓膜炎也好，一天就几个变化，上午看了，下午就变，夜里看了，早晨又变。那么在清代，我看到了我父亲给皇帝瞧病，最近我们到清宫，就看了看太医院过去给皇室瞧病。常常是一个时辰、两个时辰就换一个方子。我写了……这本书还没写完呢，现在正在写……就是说清代的，太医院的，宫廷的医学，究竟怎么样。我们可以看看，就是这样的处方，不是说……千万不要开三剂，一天一剂，这个不行。随时观察，灵活运用。

下边呢，就讲一个病例。从这个病例也看到了用药的错误，也看到了卫分证错误地吃过凉的药物，是不对的。叶香岩在《外感温热篇》中讲的，"到气才可清气"，反过来说，不到气就不许清气。现在我们就错误地不懂这句话了，就认为力量越大越好，青霉素、链霉素、红霉素、白霉素，中医的大（剂）量清热解毒，甚至于安宫牛黄丸。全错了。不按照我们的卫气营血治疗，认为量大就行，都是错误。下边我就让你们看一看，就是我们的一个患者，错误治疗。这事多不多？太多了。大概，不能说天天看到，经常，我们到了医院去看，是这个，就是卫分证没了解，错误治疗。

下边我讲一讲这个病例。这是 1983 年（的事），我看的一个老太太，当时是八十一二岁，是我们的一个同学的母亲，这个同学也是一九六三、六四年毕业的学生，现在在一个大医院里头负责中医工作。他的母亲呢，八十一二，这么一个老太太。病呢，开始并不重，就是着点儿凉感冒了，发热发冷啊，发热不退。因为她三十七八度（37~38℃），三十八度（38℃）啊，发热不退，开始的时候呢，发热，恶寒，咳嗽，有点儿痰，气管有点儿痰鸣音。这个时候呢，因为在医院方便嘛，就打了点儿青、链霉素，抗生素，青霉素、链霉素、卡那霉素，一般的抗生素药物。但是，发热并没有退。逐渐还要往上高一点儿，三十八度几了。那么他又给加上中药，羚翘解毒丸，一天吃四五丸。同时呢，（发热）还没退，又开了张方，这个方开的，什么呢？主要的药物就是：银花二两，连翘二两，大青叶三两，板蓝根三两，都是二两到三两，类似这些药物还不少，当时我记得可能得有十三四味这样的药。同时，石膏好像也是个二三两，知母大概也是五六钱。这个老太太吃了药之后，不但热不减，发热并没有退，同时昏迷了，大便泻水，因为这个老太太很胖，一看就是湿很重，发热没好，神志昏迷，大便泄泻。同时呢，周身浮肿，脸面、手、腿全肿了。这个时候同学就找我了，说是请我去给看一看，因为这个病大家伙儿都认为是温病。我到那儿一看呢，脉象是沉、弦、滑、数，舌苔是白、滑、润、腻，（舌）质并不是太红，因为老年人，舌头也比较胖一点，并不是（太）红，不是瘦小的舌，也不是绛红的舌，也不是糙老的舌，正好是胖、润、腻、滑，这么一个舌，一看就知道是湿郁。脉是已经沉下去了，底下是有点数象。周身肿。当时在医院就认为这个是心力衰竭，他当时就买人参，想（给患者）吃大量的地高辛，来强心、利尿、退肿、补正。当时我就制止他了。我说不能这样做啊，马上把一切西药都停了，我给你开个方，吃我这药。当时我怎么跟他讲的呢？我说她（指患者）就是病在卫分，素来体质阳（气）不足，为什么阳不足呢？因为她太胖，气虚。胖人气虚啊，胖人湿重，年（纪）又八十了，阳也不足。热不热呢？当初是热，可是热郁于内，让你这凉药遏制住了，肺气不宣，病在卫分，错误地用凉药过多，至气分，至营分。（治）错了，所以内陷。那么这个老太太还有点咳嗽、喘呢，就是肺气不宣，素体就湿，凉药一下去，肺的升降能力、宣肃能力就差了。由于热郁于内，湿邪过重，凉药过多，正气也弱了，所以下垂，形成湿泻，哗哗泻水。主要的是你的药太凉了，中阳受伤，三焦不畅，这样形成的这么一个泄泻如水，这么一个证候。这时单纯地吃强心（药），或者是人参，不行，解决不了（问题），卫气还不疏呢。那么怎么办呢？当时我就说应该用什么呢？温散寒凝，宣畅气机。因为你用这些个（寒凉药）太凉了，湿重，（阳）气不足，（药）过凉。怎么样呢？温寒，把寒（邪）温开，寒凝在一起的要把它温开，气机闭塞了，反过来要宣气机。你错误治了，没事用什么安宫牛黄丸啊，全错了，治营分不行啊。要宣畅气机，宣肺，同时要化湿，必须达到寒凝解，气机调，本来气机让你给（弄得）太凉了，寒则涩而不流，温则消而去之。必须温，才能消而去之。湿邪也必须温才能化，越凉越化不好。必须达到三焦宣畅，病从卫分而出，还得从卫分解，不然的话不行。当时我们这个同学也认为应该是大量地（使用）强心利尿（药），地高辛、人参。我说不行，都不行，必须这么治。当时我就给他开了个方，这一点我们就看看，邪在卫分，错误地用凉药，错误地用气分药，更错误地用安宫牛黄丸，用营分药。再加上昏迷，因为昏迷他就懂得一个安宫牛黄丸。昏迷……过几天我们要讲一次昏迷了。昏迷，在卫分，有的在气分，有的到了营分，有的入了血分，都不同。大部分是误治、错治的，本来是在卫分，用个宣卫就够了，看到神志不好，不知道热郁不重，一宣郁就成了，错误地给安宫牛黄丸，把这病给深入了，倒糟了。

当时我就根据我的观点，第一个升阳，化湿，调气机，化寒凝这么个方法，让到了营分的病邪，还透到卫分上来。把气垂下来的这些个虚，要升提起来，把中阳给提起来这么个方法。第一个药我就开的葛根 10g，干什么呢？升她的阳，疏她的表，疏她的卫，因为卫（因为过用寒凉）弄得太凉了，用葛根，升阳明。不然的话，要垂下去，所以说阳气不足下垂，人就要脱了。第二个药，恢复她的卫分，用的是苏叶 10g，当时就是三钱。第三个药，用的是荆芥炭 10g，也是三钱，干什么呢？荆芥是个升阳药，用它的炭来止泻用，帮助葛根升她的阳，帮助苏叶疏她的卫。第四个，用的防风 6g，干什么呢？把她的木升起来，升她的厥阴肝经，因为瞧她要垂下去，帮着她升。第五个用的黄连，黄连用了 2g（应该是"钱"），用的不是太多，2g，干什么呢？给她止她的泻，苦坚其阴，以止其泻，撤其虚热。这个时候，加上一个灶心土，伏龙肝就是，灶心黄土二两，60g，干什么呀？来止她的泻，扶她的脾，而不热。虽然她是老年（人），补就不行，因为她热嘛，你再补到留邪，可是灶心土就不热，它是黄土啊，烧的黄土，以和中为主，以止泻为主，以补脾为主，没有热。黄土泥它热不了。再一个药，茯苓 10g，干什么呢？扶扶脾胃。这么个方子，既不是补药，也没有益气药，也没有治心力衰竭的，我开完方子，他很（不以为然），认为这个方子不怎么样，因为什么呢？没有牛黄丸啊、紫雪丹什么的，都没有，也没有菖蒲、郁金，说你怎么没开点菖蒲、郁金啊，都没开。可是第三天，他来到我们教研室，第一句话就告诉我说：赵老师，我妈好了。我说：怎么好了？（他说）不拉了，神志明白了，发热退了，全好了。昨天晚上就很好，今天早上起来就要吃包饺子。他说：不敢给吃啊，得来问问您啊，别回来又吃错了。这回您再给开个方儿，再让我母亲吃几剂。当时他就问我这是什么道理，为什么真能好了呢？他想不通，他就跟我说：在我们病房，这样的很多，我都给吃人参，人参再不行呢，就死于心力衰竭，就完了，这是什么道理？后来我就把这个卫气营血的道理给他讲明。这个患者吃了两剂药，完全好了。从这个病例上就能清楚地告诉你：温邪，假若你不按照我们的卫气营血观点来治疗，你用现代的想法，甚至于消炎的想法，早期给所谓的好药，就是安宫牛黄丸，贵么，都是错误的，很错。大概，起码这二三十年来，我见过的太多了，都是这么错的。因为都认为昏迷就是安宫牛黄丸，不懂得卫气营血，也不懂得其他的辨证。所以说为什么要反复（讲），伤寒、温病，温病、湿热，在温病课里是一个最基本的内容。

下边：热郁肺卫，虽属卫分，但亦有在肺与在卫之不同。临床不可不知。热郁在肺，跟卫有区别，在肺是一脏，在卫是卫分，卫气，不同。温邪在卫，初起叫做卫分证，但其发热较重，治宜辛凉平剂，桑菊饮（应为银翘散）这一类的药物，以辛凉宣卫为主。假若偏于在肺之时，以咳嗽为重。热郁在肺，以咳嗽为重。在卫分呢，以寒热，这个为重，卫分为重。一个治卫，一个治肺。治肺是宣降肺气，宣是升，肺主开，降就是肃降。从病理上解决了肺气不能宣降。肺气郁闭不宣，通过治疗，以达正常。肺为清肃之脏，宜微苦微辛之味。所以说吴鞠通说："微苦则降，微辛则平。"应该用桑菊饮，在肺的时候，应该用桑菊饮为主。假若素来身体阴不足，可以加上甘寒的东西，但是不可过于滋腻。假若阴伤，舌瘦，舌干，脉象弦细，都说明素体血虚阴伤。什么叫阴伤的人呢？形体瘦的，舌头瘦的，舌质红的，舌面干的，脉弦细甚至于数的，这都是阴伤为主。但是在这个时候，要撤热为主，不要过于滋腻。别想着滋腻，生地、元参、石斛、麦冬，这都不行。防其阻肺气而恋邪也。用这些个甘寒滋腻药，好像是滋阴以撤热，滋水以制火，可是，有一些甘寒过度滋腻，而留邪不去。这一点要讲清楚。在卫分就治卫，在肺治肺，哪个地方偏，我们就要在哪个地方多给它加一点药物。那么这一堂课，我们就到这儿为止，下课。下一次我们就讲第四（讲）。

第四讲

那么，今天呢，是第四讲。

第四条：温热病邪从口鼻入肺，咽红且痛，甚则作咳，脉必浮数，口渴咽红。肺外合皮毛，故云在卫。卫分证必寒热头痛，非是表邪，乃火热内郁之象，决不可误认为表证而用解表求汗之法。此虽形寒，而舌红、口渴、咽干皆是热象，或前额有汗，乃火热上蒸之象，用药当以疏卫开郁，若过寒凉必遏其热，气机闭塞，卫失疏和，反而增重矣。

第四讲呢，就讲的是"**温热病，邪从口鼻入肺，咽红且痛，甚则作咳，脉必浮数，口渴咽红。**"它的意思就是温热病，邪从口鼻入肺，它的意思就是告诉你，跟外感、风寒、着凉，根本不同。温邪从口鼻吸受入肺，跟第一讲就结合起来了。它的特点呢？——咽红且痛，上来就是嗓子红，嗓子疼。甚则作咳——什么道理呢？就是告诉你温邪从咽喉经过气管到肺，热郁于肺所以作咳。脉必浮数——跟伤寒，跟受风都不一样。伤寒是浮紧，中风、受风是浮缓，而温病卫分证的脉象是浮数。因为它是热邪，所以上来就是口渴，客观检查发现咽红，嗓子是红的。因为热邪到了肺——肺外合皮毛。肺主皮毛，什么叫皮毛呢？它有腠理，司开合。因为它是属皮毛的——故云在卫。不说他是表证，什么道理呢？要说它是表证，都想到是风寒，不是受了风了，就是受了寒了，都想到是皮毛受了病了，温邪不是啊。它是从外面来的，因为肺主皮毛，所以叫做卫分证。这一点很突出的，在温病必须这么认识。学完温病，错误地把温邪从口鼻吸入到肺发生的咳嗽，认为是皮表受风或是受寒，这是百分之百的错误，病机就错了，所以治疗上对不了了。为什么说不是风寒呢？"**咽红且痛**"，是热啊，不是受的风寒。伤寒是咽不红，嗓子不疼，舌苔白、润。这是他们的区别点。

下边说"**卫分证必寒热头痛，非是表邪，乃火热内郁之象**"，这里它也讲清楚了，温邪的卫分证，必寒热头疼。常常给我们一个错误概念：有冷有热，就认为是表证，古人也说了很多，"有一分恶寒，就有一分表证"，那么古人说错了吗？一部分，受了风也好寒也好，没解表的时候，是有恶寒，这是一个方面。在温病这方面不是这个——说卫分证必寒热头疼，卫分证是温邪热邪，它接触到我们身上来，是从口腔到了肺了，肺主皮毛，皮毛司开合，所以肺热郁闭，皮毛的开合不利，就形成了寒热，也头疼，这个头疼不是受了风了，也不是受了寒了，是温热上蒸的头疼。所以底下讲了——非是表邪，乃火热内郁之象。不是表邪，不是着凉，千万不可以错误地认为是着凉了，错误地认为是受风了，这都是错的。火热内郁——就是火热在里头郁着，出不去，是这个关系。决不可误认为表证而用解表求汗之法。绝不是表证，决不可以解表，也决不可以发汗。这段的意思说的是这个。底下说了——此虽形寒——这个时候虽然它有冷，可是舌红、口渴、咽干，甚则咽红、扁桃体肿大。——皆是热象，全是热啊。温邪，吸进来的就是热邪，到了里头就是热，伤寒呢，体表受了寒，过了两三天"化热"，这是绝对不同的。这儿讲的是温病，因为它舌头红，舌面是干、糙老，没有津液，阴伤内热，口渴——也是内热，嗓子干——也是内热，（黑板：……**此虽形寒而舌红、口渴、咽干，皆是热象**……）扁桃体肿大——也是内热。**"皆是热象"**。或前额有汗，——说有的时候，头的前额部分有汗，这是什么道理？——乃火热上蒸之象。这个不是吃了银翘散、桑菊饮发的汗，是里头热郁上蒸，所以前额、头面汗出。用药当以疏卫开郁，——说的是用药可不要解表，也不要辛温，要"疏卫开郁"，把卫分疏一疏，主要是开郁。因为里面热啊，就跟我们屋里头热一样，开开门，开开窗，开郁。**若过寒凉，必遏其热**——说用药（时），假若遇到的是热（郁卫分），你错误地用了寒凉药（这热就被你抑遏住了）。意思就是告诉你，在卫分的时候，决不许用寒凉药，必须到了气分才许用寒凉药。在卫分，它是火热郁到卫分，火热郁于肺，这个时候不能用寒凉（药），用了寒凉（药）了——必遏其热啊，这热出不去了，遏制了。就是说屋里本来热，你不给它流通空气，楞加上一个冷，热也出不去了。冷是冷，热是热。这边冷，也不能把热化开。气机闭塞——人身上的一个正常的循环就要闭塞了。卫失疏和，反而增重矣——卫分应该是开啊，皮毛不开，也开不开了。我们身上的皮毛、汗孔，都是排泄的，应该疏和。假若失掉了疏和，**病必增重**。

（黑板全文：温热病，邪从口鼻入肺，咽红且痛，甚则作咳，脉必浮数，口渴咽红。肺外合皮毛，故云主卫。卫分证必寒热头疼，非是表邪，乃火热内郁之象，绝不可误认为表证而用解表求汗之法。此虽形寒而舌

红、口渴、咽干，皆是热象。或前额有汗，乃火热上蒸之象。用药当以疏卫开郁，若过寒凉必遏其热，气机闭塞，卫失疏和，反而增重矣。）

这一段呢，讲的就是卫分证的特点。下边我就讲一讲：温为阳邪，蒸腾而上，从口鼻吸受。温邪啊，说吴鞠通为什么把（《温病条辨》）分成上焦篇、中焦篇、下焦篇呢？上焦，就是肺啊，太阴之为病。温邪就是个热邪，它蒸腾而上，从口鼻吸受之后，就经过喉咙、气管，（达到肺）。肺主卫，外合皮毛，所以称它为卫分。因为肺的功能是宣降的，上边宣（发），底下有一个肃降，这么一个功能，能够宣，能够降。它受了病了，就不能正常发挥它的生理功能，所以影响到卫外的功能。温病在卫分的时候，也有些寒热，（但是）它不是在表卫，不是伤寒，不是皮毛受的邪，所以不说它（病位）在表，（要）说它在卫分。卫分证在肺，刚才我也说了，皮毛属肺，肺主皮毛，因为热郁（于肺），皮毛司开合，（受邪之后）开不开，所以它有恶风、恶寒，貌似好像是表证，实际上它不是皮毛的病，是肺热反映过来，皮毛失和的一个病。因为肺主的是宣发，主的是肃降。《内经》说过"上焦开发，宣五谷味，熏肤、充身、泽毛，若雾露之溉"，就是说肺的功能是主开发的，主皮毛，（气机）宣畅的。腠理根据肺的功能，能够排泄，因为肺的开泄，（保证了）正常人的生理功能，能够生活。假若你把肺、把卫分的、皮毛的给堵塞了，人就不能够生活了。

"雾露之溉"，"上焦如雾"嘛，排泄、蒸腾是正常现象，因为肺又是娇脏，它最怕邪，受冷也不行，受热也不行，受到温呢？它也不行，宣发、肃降的功能就失常了。卫阳不能正常地（执行）功能，失掉了功能，体表，卫分，形成了病态，也有些个寒热。热郁于肺，体表的卫气减弱了，也有些寒热。但是它这个寒热，跟伤寒的寒热，体表受了风寒，是绝对不同的。这一点一定要认识清楚了。因为什么呢？下边我也讲，因为它是热，热在身上之后，它的舌面必是干的，舌质必是红的，必是口渴、口干。所以**"太阴之为病，脉不缓不紧而动数，两寸独大，尺肤热，头痛，微恶风寒，身热，自汗，口渴，或不渴而咳，午后热甚者，名曰温病。"**吴鞠通的条文是这么写的，就是告诉你，这个是热，叫做温病。

温病的卫分证，实在说清楚了，就是肺经郁热证，不如就这么说。为什么呢？因为总怕大家在温病的认识上不够，总认为是着凉，那些都是错的。它是从口鼻进来的热（邪），从气管到了肺，热在肺，肺经郁热，是这么一个卫分证。什么道理呢？根据客观的检查看一看，舌红、口渴、咽红、咽干，全是热

温病讲座 第四讲

盛之象。热多了，阴必伤，所以说温病要消烁津液。温病有阴伤的一部分，就是因为热盛，阴必伤。

温病的治疗，只许疏卫，只许开郁，在卫分的时候，要开郁，要疏卫。什么道理呢？就是宣郁清热法，把这个郁开开，热就清了。不是用凉药清，而是就好比我们这屋里热，把窗户开一点，门开一点，空气流通，这样叫"开郁"，宣郁清热法。把郁开了，把卫分给疏了，不是大开门、大开窗这样的发汗。它是一个"宣郁"清热，给门开一点儿，窗户开一点儿。郁热开，热自清。肺自然就恢复它宣发、肃降的功能。

肺主一身之气，三焦正常通畅，津液得以布散，营卫通畅，自然微汗出而愈。这样呢，身上也能够正常了。皮毛因为热郁，荣卫不调了，皮表呢，汗就出不来了。因为它热郁去了，卫分也正常地开开了，通过清热，通过宣郁疏卫，身上也能得点儿小汗，这样病就好了。

下边：卫分证，它是邪在肺卫，病轻邪浅。温病的第一阶段啊，病轻邪浅，病在上焦。这个时候的治疗，一定要用"轻清"。（黑板）"轻"，药不要重了，轻清的药，来清它的热。意思就是说，不要重药，也不许发汗，也不许凉。所以"治上焦如羽，非轻不举"，吴鞠通讲的"轻"，温病讲的"清"。温病讲的第二个"清"，都是轻轻的，清凉清凉的，跟伤寒全都不同。它的方法呢，就是宣泄上焦，用轻轻的（药物）来宣通宣通（上焦），第二个"清"呢，就是去去热，干什么呢？宣泄上焦。上焦不是卫分证吗？卫分证在肺，给它宣通宣通就行了，就开了，皮毛嘛，得到微微的潮润，就好了。所以说温病的卫分证是第一个阶段，这个阶段绝不许错。

底下：忌用辛温。什么叫忌用辛温呢？就是告诉同学们，不是伤寒，不是皮毛受了风，更不是皮毛受了寒，千万千万不要用辛温！辛是开，温是散寒的，本来就热，你这不就错了吗？本来是热，你用了个辛温药，更错了。没有祛病，反而助病。可是，也不可过于苦寒。说用点苦寒药行不行？竹叶啊、连翘啊、银花啊、大青叶啊、板蓝根等等，行不行？也错啦。什么道理？它里头热是热，关键在于热来的原因是郁。它是因为郁才热的，必须把郁开开，才能够（把）热解除。不可用苦寒，凉了也不行。忌用辛温，发汗法不行。可是过于凉呢，也不行。因为什么呢？"寒则涩而不流，温则消而去之。"这是《内经》讲的，中医的基础理论。越凉，气越闭塞，越闭塞，越不能开。这个时候，卫分不能疏，热也不能外达，所以（病）逐渐地倒重了，用了凉药，（病）往往倒重了。什么道理呢？因为里头的热，原因是闭，全是郁闭，必须开郁，宣畅三焦，这样呢，热才能外达，从卫分出去了。

假若用了过度的寒凉（药），"病必增重"，病必然是增重的。刚才我不是讲了嘛，用白虎汤，用清气法都不行。那么在这个时候我们用药用什么呢？就是应该考虑像桑菊饮啊、像银翘散啊这些个药物。应该用些轻清的（药），像薄荷啊、豆豉啊、桑叶啊、菊花啊、枇杷叶啊、苦桔梗啊、杏仁啊，就够了。假若热郁得比较重一点，再加上银花啊、连翘啊、芦根啊，就够了。不许过度地用一些个清气药，就是连翘、银花、大青叶这些个药，都要考虑不许重（用）。吴鞠通不是讲了，"治上焦如羽"啊，跟羽毛一样，"非轻不举"，这些药就是些轻清的。辛凉清解，辛凉疏卫，是这些个药。

在这儿呢，我就提出一个病例，我们来看一看，一治就错。我们天天看到的错误方面很多，假若不注意，一治就错。有这么一个患者，一位老太太，八十岁，这个患者呢，感冒了，感冒之后，就发热，恶寒，咳嗽，比较重。八十岁的老人，体质又胖，受了温邪，又发热，发冷，咳嗽。这时第一个治疗的就是她自己的女儿，是某个医院的中医大夫，主治大夫。开始呢，她就给老太太用抗生素，青、链霉素，打了针，省事。热势不退，因为这个病在卫分嘛，没有疏卫，就想用清的。习惯上一般的感冒病、发热病，（用）青、链霉素、卡那霉素，常规啊。那么这样呢，病没好，烧（发热）还是三十八九度，高了。后来呢，她就自己开了个方，她用的是银花、连翘、大青叶、板蓝根等，就是银翘散的重剂，都是一两二两的，用得很多，有个二十味左右。之后怎么样呢？患者不但热没退，大便稀水，泻水，水泻，哗哗的。那么这个时候，（又出现）神志不清，昏迷了。就是在卫分的时候过度地用凉药了。先是青链霉素，抗生素，后头又大量地用清气药。这个时候呢，大便泻水，昏迷了，同时周身浮肿，都肿了。这个时候，这个同学就找我来了，说：您看看怎么回事这是。她说：必是老年人，急性心力衰竭，要不这么肿呢。我去看了看，第一个，八十岁，老年，第二个，身体很胖，第三个，看到舌苔是白的、润的、腻的，可是舌质是红的，脉是比较沉的，可是细按呢，是弦数的。什么（意思）呢。沉则为里，沉则为湿，沉主气郁，这病是往里走的，没有在卫分，也不是表证，可是里头呢？弦、滑、还数，弦则为郁，数则为热，看着还是个郁热。根据舌苔的白、腻、润，看出来她是一个湿很重的人。我又看了看浮肿，就是这一两天（出现的），就因为发热，吃凉药，泄泻之后昏迷，浮肿。那么这个病呢，我说不要吃人参，当时她女儿就给买了好多人参嘛，想治她这个心力衰竭。她想着就打两针地高辛，（吃）什么党参、人参，强心。我说她还昏迷着呢，也不好办啊。这个病，是过服寒凉，热遏于内。本来是个卫分证，过度地用凉药，把热呢遏于内，用凉药过多了，把热给压着，挡着了，往里头去了。肺气不宣，肺气应该宣发，没发出去，反过来往下压抑，用的凉药过多了，肺失肃降，故咳喘。老太太不但咳嗽，而且喘。因为老太太湿重啊，药太凉了，肺气宣发不开，所以还有喘。这个时候呢，用凉药把老年人的阳气给遏制住了，所以脾阳不升，凉药太多了，湿邪又重，湿（邪）加上这凉药，寒湿下迫，所以三焦不畅，三焦不能够上去，就要下垂。这样呢，湿邪，药又凉，脾的升（清）功能又差了，这一下就泄泻如水，泻得跟水一样。因为阳气不通，三焦不畅，过度寒凉，气机不条达，皮肤就这样形成了水肿，是湿郁。应当温散寒凝。为什么呢？你老太太这个药，本来是个温邪，是个热，就是用得太凉了，形成寒凝，**"寒则涩而不流"**啊！凡是凉，就要涩而不流，凡是湿遇到了冷，就要寒凝。所以说湿邪，第一阶段是湿，湿阻，第二（阶段）就是凉遏了，第三一个（阶段）就是寒凝，再一（阶段）就是冰伏，就了不得了，湿成了冰了。这个老太太因为湿重，湿重气就不足，胖人多湿，胖人气虚啊，脉这么沉，都说明她湿郁很重。这时候怎么办呢？必须宣畅气机，把她的寒湿解开，肺气让它宣畅，这样呢才能够恢复。虽然（阳气）下垂，湿郁（很重），又用了过多的凉药，（只要）给她（气机）开开，之后就能够恢复正常。

怎么办呢？用什么药呢？当时她的女儿就认为应该用大量的补气（药），大量的强心（药），我说不行。因为她是咱的学生，我就给开了个方。这个药卅的方你看看，第一个药：荆芥炭，用的荆芥穗炒炭，把它的升的功能要（留下来），它能散风啊，因为风胜湿，把她的湿郁开开。第二个功能，让它升阳，荆芥是个风药，是个升药，是个散风药，炒了之后入到血分。第二个药，用了一个防风，风胜湿，就是把她的湿郁给开开。荆芥炭10g，防风6g。第三个药，用的葛根，葛根我们知道，葛根芩连汤啊，升阳明，疏卫。葛根本身是一个解表（药），在这儿要用它了，为了让她升阳，因为它湿，已经垂下去了，所以用葛根来升她的阳明。把她的寒凉、寒凝开开。恐怕还不够，又加了一个苏叶，苏叶10g，干什么呢？好像是要解表，主要是让她宣郁，把湿郁给开开。那么这四个药啊，荆芥、防风、葛根、苏叶，为什么用了这么多升阳药啊？因为老年，气不足，要垂下去。因为她里边脉还是滑数，还是热，假如用凉药也不行，用补药也不行，这时候我用升阳药、疏卫药、化湿药。第五个药，用的黄连10g，就是三钱黄连。为什么用黄连呢？因为底下本身是热啊，黄连一个是守而不走，黄连味苦入心，味苦能坚，也能够止泻。用了一个茯苓，咱们这都懂了，茯苓和她的脾，止她的泻，化她的湿。之外用了一个灶心土 30g，灶心土，就是伏龙肝啊，黄土烧焦了，用它来止泻、补脾。为什么不用补药呢？不用补药，不用热药，因为她里头是热郁，所以这样治疗。那么吃了一剂之后，"神明清，泄泻止"，第二剂吃完之后呢，身上潮润就有汗了，肿也消了，咳喘也止住了，泄泻也止住了，神志也清了，恢复正常了。那么一剂泄泻就止了，两剂呢，周身小汗，全好了。后来她就来到这儿就问什么道理，她显然不懂，以她的想法，就是大量的参、附，或者补，或者涩，这些都不对。这一点就说明了温邪，尤其是在卫分，她母亲因为太胖了，是湿郁很重，是湿病，最难治。下边将来我们还要讲湿，加上湿的病就难治了。湿就怕凉，凉了就成了寒，再凉了就成了冰，所以说比较难治。这个病例呢，我们看一看。当时她的女儿跟我讲："我们在医院经常碰到这个病，我们就给大量（药物）强心，补正气，多一半都不行，就都牺牲了。"那么这个病是一个常见病，处理方法呢，不是按照我的这个方，（而是）按照我讲的这些病机，用药的（思路和）方法。

下边我们再讲：热郁肺卫，虽都属卫分证，一定要注意，一个是在肺，一个是在卫，有在肺与在卫的不同。有时候偏重在肺，有时候是在卫分，不同，临床上特别注意。温邪犯到卫分的时候，这时候的特征就是发热比较重，发热、恶寒比较重，这个时候我们在治疗上应该用一些宣卫为主，脉以数为主，浮、滑、数。发热重，这个时候，我们要用辛凉宣卫的方法。以银翘散为主，辛开，凉清，宣它的卫分。第二类，偏于在肺的，咳嗽重。就是说一个是发热发冷重，一个是以咳嗽重（为主），都是温。因为什么说都是温呢？都是舌红的，脉是数的，口微渴，嗓子红，嗓子干，嗓子疼。为什么说它在肺重呢？它以咳嗽为主，这个时候要以宣降肺气为主，要治这个肺。肺主宣发，肺主肃降，就是要帮助它（恢复）宣发跟肃降的功能。肺为清虚之脏，应当微苦微辛之味……微辛是开，微苦是降。吴鞠通说过："微苦则降，辛凉则平。"用药呢，就是以桑菊饮之类为主。假若身体差一些，素来就阴虚，或者阴伤，可酌加甘寒之味。往往因为素来就阴虚，身体弱，阴虚呢阳就亢，这时候我们加上一点甘寒的。但是不可过于滋腻，甘寒的药可以用，泻泻热，桑菊饮加上一点沙参啊、苦梗啊这些个药，可以。但是不要用滋腻药，生地、元参、麦冬，这都不行！什么道理呢？防其阻滞气机而恋邪也。就是说过度用上滋腻药之后，容易恋邪，把邪（留下）清不出去。要注意这一点。

好，就到这儿。下边再讲就是第五了。第五：温邪在卫……我说你们记一记得了，下回我们再写在黑板上。

第五条：温邪在卫，当以疏卫为主，宣其阳，开其郁，佐以清热。热多则清，郁多则宣，湿遏用芳化，火郁当升降，切不可以解表求汗而用辛温，否则伤津损液不利于病。古人谓"在卫汗之可也"非属方法，乃是目的，否则与温病相背矣。

温邪在卫，当以疏卫为主，温邪在卫——告诉你是温邪在卫分的时候，当以疏卫为主——应当疏卫，要记住不能解表，要疏卫。

宣其阳，开其郁。治疗方法是这样，就是说温邪在卫分的时候，一定用疏卫（的方法），决不许解表。干什么疏卫呢？就是要宣其阳——把它的阳气宣通开，开其郁——把它的郁给开开。

佐以清热——用点儿清热药。以宣扬为主，以开郁为第二，以清热为第三，佐用点儿清热（药）。这就是温邪在卫分（的治法）。

下边：**热多则清，郁多则宣**。热多的时候（要清），——怎么知道热多呢？舌头红了，口干了，脉数了，数的明显了，就是热多了。要清，就是以清为主。我们在临床上总要看脉、舌、色，就是客观的检查为主，你有多少热，（通过）脉、舌、色看。有多少卫气不好，有表证，都是从脉、舌、色（中发现）。脱离了脉、舌、色，根本不可以瞧病，它是客观的检查。再返回来说，说"热多则清"，热多呢，脉必是数的多一些，口干的多一些，舌（质）红的多一些。舌面上干的多一些。面色呢？热多必红一点，所说的红一点儿，不是脸（有）多红，是偏红一点。因为我们懂得了"红"，不是说有多"红"，温热病也是红的，一看面赤，——红得不能像涂的色那样红——热多，要以清为主。像银花、连翘，清气药要有一点儿了，以它为主。

郁多则宣，——郁多的时候，应该用宣的法子。为什么说郁多呢？脉比较沉，舌头比较……不是这么干，脉呢，比较沉涩，宣郁不开的。所以热多清，郁多宣。

湿遏用芳化。假如湿多的时候，用芳化，用芳香药来宣化它。火郁当升降。湿遏芳化，我再讲一讲具体用药。湿多的，比如说舌腻、舌润、舌滑——湿多，是不是？周身沉重，疲乏无力，这都是湿重的症状。脉呢，是沉的，是缓软的，脉是沉软的，是湿重。舌、脉、色，湿重的时候，面色必是淡一些的、黄一些的，甚至于有一些……轻微的有一点儿汗液。或者是头沉重，耳不聪。这都是以湿为主的，应该用芳化。

火郁当升降——说是里头是火郁，当该用升降。什么是火郁？火郁的症状，第一个，脉沉，可是极数，沉则主里、主郁，极数呢，是热。面色呢，什么叫火郁的面色？脸瘦，脸干，脸偏黑。就是一瞧见，脸暗，很干燥。眼神很好，很着急，什么叫眼神呢？我们看到两个眼睛，很着急。舌呢，是红的，是干的，起刺。像火郁的特点呢，脉、舌、色，症状呢，发冷，身上打着寒战。这个寒战决不是表证，这个寒战是火郁。就是《内经》上讲的"寒栗，如丧神守，皆属于热"（原文"诸禁鼓栗，如丧神守，皆属于火"，取自《素问·至真要大论》）。这就是热。热郁住了，形成寒战，身上冷。往往，我们在临床上看到一个人怕冷，不能简单地想到了是受了寒，也不能简单地认为是阳不足。往往（原因）很多的，在郁的时候，就出现了一些寒战、打哆嗦。所以火郁的时候，当升降。什么叫升降呢？类似有宣发的，有疏通的，让气机正常的（流通）开了。例如升降散之类，有升的，有降的，常常咱们用药也是，用几个升药，用几个降药，调整周身的气机。

底下：**切不可以解表求汗而用辛温**。底下告诉你，切切实实地不可以用这解表药。因为你瞧着冷，一瞧着冷就想解表，这都错了。因为什么说错了呢？它这个并不是表证，这些个都是……该怎么治就怎么治，根据脉、舌、色、证，我们分析它，绝对不是怕冷就是表寒，怕冷就是桂枝汤、麻黄汤，绝不是。尤其是我们临床上，必须仔细地推敲，仔细地想。我常讲，为什么要重视临床呢？都是一个冷，十个大夫，可能我们实习的时候吧，可能有三个人说是表证，是不是得开桂枝汤啊？他冷啊。那几个呢，可能说是阳不足，又是冷，都错了。没有摸摸脉，沉。有些人说这脉沉是里头（有病），脉（沉）必是湿，可是底下没有看到。我常讲，必须啊，看脉看四个部分，（黑板）**浮、中、按、沉**，这个是四个部分。脉必须摸到**浮、中、按、沉**。往往我们就看到浮、中了，浮、中，浮取、中取，它是功能，按、沉呢，是实质。我们常常只看到脉的沉，说这个脉啊，没劲儿，看到了浮、中，我们只是没有往下按，按、沉没有摸到。在按、沉部分，告诉你很清楚，是细数，告诉你阴分热。常常都错了。所以我们诊断一个病，必须很细致地诊断清楚，绝不能够从现象，从浮、中来决定。所以这个时候呢，不要解表，也不要用辛温药，否则伤津损液，不利于病。不然的话，不是伤津液，就是发汗，一个是辛温，一个是解表，辛温药助热，解表药伤津液，都是不利于病。

下边，还是这个原文里边，**古人谓"在卫汗之可也"**，叶天士说过这样的话，在卫分的时候，"**汗之可也**"，得点汗就行了。**非属方法，乃是目的**。说的是"**在卫汗之可也**"这句话，讲的（不）是一个（发汗的）方法，用这些方法求到一点汗，不（应该是"乃"）是目的，不是为了让它发汗，（而是通过疏卫来达到微微汗出的目的）。**否则与温病相背矣**。假若（从）认识上，温病就是发汗，那就相背了。为什么呢？温病，温邪，最伤津液，叶天士也说过"刻刻顾其津液"，你不许发汗啊，你怎么能发汗呢？（发汗的想法）与我们（对）这些温病的看法（大相径庭），错了。

再念一遍：温邪在卫，当以疏卫为主，宣其阳，开其郁，佐以清热。热多则清，郁多则宣，湿遏用芳化，火郁当升降。切不可以解表求汗而用辛温，否则伤津损液，不利于病。古人谓"在卫汗之可也"，非属方法，乃是目的，否则与温病相背矣。

这是原文，待会儿我们抄上它，大家对一对。

下边我要讲：温邪在卫，肺气郁闭，由于卫阳之气不得宣发，因为它郁闭了，热郁，闭到卫分了，不能够宣发。治疗重在开宣肺气。在这个时候，温病治疗重点是宣发，是开郁，所以说开宣肺气，以恢复肺的宣发肃降功能。邪去则卫阳之气已达于体表。必须恢复肺的宣发肃降功能，必须邪去了，卫阳之气才能正常，卫阳之气能达到体表。营卫通畅，则微汗出，则愈。假若肺气先是郁，先是闭，卫阳之气不能开张，假如都恢复正常了，营卫也调了，三焦也畅了，气机也条达了。周身怎么样呢？从卫分的病态，逐渐走向正常了。怎么样呢？皮毛上微汗出而愈，摸着身上潮润了。这个是这样的认识，不是伤寒的服桂枝汤后，啜稀粥，再盖上被，出汗。那个是干什么呢？那个是受了风寒了，喝麻黄汤，求汗，之外还喝稀粥，让它增加汤，增加热，出汗，再盖上被子，干什么呢？捂汗。关键是（在）于捂汗、出汗。出了汗之后，那些皮毛受的风邪，受的寒邪，从皮毛进去，还让它再从皮毛出来。这是正常的，对的。可是我们在温病的卫分证（角度）看，温邪是个热邪，热邪从口鼻吸受而来，经过气管、咽喉，到了肺，肺主皮毛，皮毛是卫分，所以有寒热。这个时候我们假若用一些辛温解表药，因为它这温邪是热邪，热邪从口鼻吸进来的，跟这皮毛没关系啊。这热邪从咽喉吸受进去，头一个就是嗓子，嗓子红，嗓子肿。第二个经过气管，咳嗽。肺热是内热，为什么冷呢？因为肺主皮毛，皮毛司开合，也有发热、发冷。温邪是热邪，热邪上蒸，它也头疼。很像伤寒头疼啊，寒热的。可是它的特点就是脉数，嗓子干，舌面红，舌头干，这是它的特征。伤寒不介（不是），脉浮紧，舌白的、淡的、润的，嗓子是白的，扁桃体不肿，那个是寒，这个是热，绝对不可以用（麻黄、桂枝）。病因不同，症状不同。绝对不可以错误地用些个辛温解表药。那么，假若用了，太错了。本来就是热的，用热药就错了。

我这儿再讲：凡是传染病，凡是炎症的病，最明显的就是肺炎了，天天我们瞧这个，是吧。肺炎的特征，第一个，是寒战。教科书里边（也有说明），夜里寒战，能给人"战"醒了。寒战、发热、咳嗽、吐铁锈色痰，这是什么？这是热啊！这是热郁于肺！治肺炎怎么治？是不是用桂枝汤、麻黄汤？西医学都讲得很清楚，上来给青、链霉素，清热啊，咱们中医上去倒给麻黄汤吃啦？这不是错了嘛。所以我们记住了，在临床上，凡是遇到传染病，凡是遇到高热病，必有寒战。不管是传染病，还是炎症。第二个，感染性疾病，大叶性肺炎，一般的肠炎，一般的胃炎，什么都是啊。何况（还有更重的），现在说一个比较重一点的，乙脑、流脑都是。就是腮腺炎、颜面丹毒、大头瘟，都是（有）寒战啊。要是一直把着这错误的（认识），说我就桂枝汤熟，那行吗？那可了不得了，临床上可就全错了。牢牢记住了，寒战，决不能把它想成"有一分恶寒，就有一分表证"，（这是）绝对不对的。所以我强调，必须脉、舌、色、证结合起来。我们先讲到这儿，休息一会儿。

第五讲

扫一扫，看视频

（黑板：温邪在卫，当以疏卫为主，宣其阳，开其郁，佐以清热。热多则清，郁多则宣，湿遏用芳化，火郁当升降。切不可以解表求汗而用辛温，否则伤津损液，不利于病。古人谓"在卫汗之可也"，非属方法，乃是目的，否则与温病相背矣。）

底下就是讲一讲**火郁当发**。常常我们讲到了"郁"。什么叫"郁"呢？它并不像感冒着凉一样，完全是郁热。刚才我们讲了，**火郁当升降**，湿遏就应该芳化，郁多了就应该宣，热多了当清。根据这些个呢，有多少治多少。都是根据脉、舌、色来看看客观的情况，不是主观地想（象）用什么方。真正的看病要根据患者客观的反应，我们才进行治疗，不是我熟桂枝汤，你熟麻黄汤，他会葛根汤，开一个就行，那不对的。现在我们底下就讲一讲。

火郁当发。——什么叫发呢？发，<u>令其疏散也</u>，就是让它疏开，散开。<u>重在调其气机</u>——主要的就是调其气机。不管什么郁，湿郁要治湿，火郁要治郁热，痰郁要治痰，气郁要理气。不是一个郁都用一个药，也不是一个药治几个气，都是某一个郁用（特定的药），根据它的病机道理，还要根据具体的体质情况来进行用药。什么升降散啊，什么栀子豉汤啊，什么四逆散啊，都是治一些个郁的，这是我经常用的。

那么栀子豉汤，为什么我常用这个呢？豆豉，是一个（宣阳药），它能够宣阳，能够疏卫；栀子呢，味苦，能够降，栀子是（也是）宣阳的，它能够开。所以三焦的郁热，用豆豉、山栀是非常有效的。所以用栀子豉汤，**心中懊恼者，栀子豉汤主之。**

像这个升降散，升降散用的蝉衣（蝉蜕）、僵蚕、片姜黄、大黄，它主要是清血分之郁。僵蚕呢，本身是吃桑叶生活的，本身就是桑叶，这样有一种清头目、祛风热，这样一种特征；蝉蜕呢，本身它是凉的，清肝热的；片姜黄呢，活瘀的；大黄呢，能降血分的郁热，能推陈致新的。所以用这些个药物，都是用来治疗这些个郁证。下面，我就用一个病例，来看看这个郁证是不是常常（一治）就错。

有一个女患者，三十岁，身体很壮实，汗出如洗，就是多汗症，老出汗。（纠正一下），这是个男患者，老爱出汗，（得病）三年了，经过中西医的治疗，很多，吃的药也很多，没有效。当然，一说出汗，我们就想到很多的止汗药、涩药、补阳药，没效。他的特点，他的特征是什么呢？第一个特征，是心烦，舌象看看，是光、红，非常红，干的，尖部明显起刺。他的脉呢？是沉的，是弦细的，按之是比较急躁。沉则主里，弦则为郁，细为阴伤，急躁呢，就是要数没数起来的意思，完全是个郁热。脉、舌（这样），那么色呢，看起来这个人还是比较偏瘦的，面色比较偏黑一点，是火郁、郁热的现象。这个时候断定他是热郁于内，用的是栀子豉汤加上黄连、竹叶、麦冬。很简单。栀子豉汤，就是用豆豉宣发，用栀子宣发，用栀子清热，来宣郁，治心中懊恼的郁热。黄连泻心热，竹叶呢，也是泻心热的。麦冬呢，是用一些甘寒滋润、清心肺之热的药。吃了三剂就差不多了，吃了六剂就好了。

　　看起来，根据脉、舌、色、证，治疗对了，就很不难。可是你（如果）不从客观上检查，把多汗证的一个印象（当作准绳），我吃玉屏风吧，我（吃）大量黄芪吧，我用龙骨、牡蛎涩它吧，等等，都是错的。

　　再一个，一个女患者，三十二岁，四肢不温，她的症状就是冷，这个患者呢，是心烦，梦多，因为四肢不温，谁都想着阳不足啊，可是心烦梦多，面色花斑不匀。花斑啊，就是有些不匀称的色素沉着，中医叫做花斑不均匀。舌头是红的，尖是绛的，起刺很明显，尖上起了很多刺儿。都说明心经的郁热，营血分的郁热。苔可是腻的，脉是一个弦的，可是还有点涩，比较沉一点儿，走得不滑利。舌苔腻说明是一个郁，脉的弦，说明呢，弦则为郁；涩呢，涩为气，一个是血分不足，一个就是气分郁结。这个患者经过很多大夫治疗，都认为是阳不足，吃的是四逆汤，不外参、芪、桂、附，附子用到一两，都没效。后来我看到这个患者呢，认为是热郁于内，用的是升降散。升降散呢，用的就是蝉蜕、僵蚕、片姜黄，还没用大黄。因为她郁，所以我给她用荆芥炭、防风、苏藿梗，两剂，大便泻下秽浊甚多，就是拉得很多。味儿啊很（臭），（颜色很）黑啊。吃了十余剂就好了。吃两剂后大便很通畅，又多吃了几剂，吃了十来剂后，就完全正常了。过了一个月之后，面色全正常了，没有那些花斑的痕迹了，色素沉着（全没有了）。色素沉着的道理，主要也是热郁到血分。

　　在《医门法律》，喻昌他有一个病例，他也说的是这个：一个患者呢，就是冷，就是寒战，寒战之后呢他就认为是火郁，当时他就给开了个方，就想治火郁。可是患者的家属常常就说不是，说他这个方子开错了，怎么能开凉血的药，（会导致病情）更坏了。没敢吃，结果就吃附子啊，桂附啊……补药。那么到了春天了，患者也没好，周身起了很多的疮，脓疮很重。喻嘉言就诠释这个，说火郁证不认识，错误地用补药、温药，结果长了一身的疮疡。

所以这都是些个错误治疗，不能治本。不认识这个郁，不能够很好地从脉、舌、色进行诊断，想着冷就给你用热，（这是）最简单的方法，也就是错误的治疗。

下边我们再讲：湿遏上焦，湿邪遏阻在上焦的时候，邪在卫气之分。上焦是肺气郁闭，因为湿遏上焦嘛，上焦让这个湿邪郁闭。湿是个阴邪，最忌寒凉。治湿必须用风胜湿、燥湿、淡渗利湿这些方法，湿是阴邪，就不能用寒凉。应该用一些辛的、温的、芳化的，这些药物。以开肺气，化湿邪，微汗出。这样，开肺气，肺气宣发，三焦通畅，是治湿的方法。化湿、燥湿，这也是方法，都是让它三焦通畅。体表上有些个微汗出，湿从汗腺而解，热随着湿就出去了。肺为水之上源，主一身之气，肺气开则水道宣畅，湿从小便而去。这里讲的呢，根据肺主一身之气，肺是"天气"。肺气要开呢，水道就宣畅，天气开，地气就通。"湿从小便而去"，这个是我们一般的理论。所以常常治湿气，我是用宣肺气（的方法）为主，宣肺气，肺气得到宣发，湿浊就可以散开。气化则湿化，气行则湿亦行。就是这些个道理。

经常我要用的时候呢，湿郁上焦的时候，就用这些个藿香、佩兰，用一些芳香药。芳香药能化湿，芳香能定浊，芳香能够止呕。芳香药治湿郁在上焦是有效的。苏叶、白芷这也是香药。香薷，这也是香药。一般也是用在治（湿郁）上焦，但是不要多用。苏叶以宣肺气为主，白芷以宣阳明经（之气）为主，香薷以发汗为主。像夏天，暑天受的凉，我们常用的就是香薷草。再有常用的呢，是大豆黄卷，大豆卷，最能清阳，最能化湿。因为大豆卷是用麻黄汤煮的，所以它有麻黄的……量虽不多啊，经过麻黄汤煮过。这大豆黄卷是宣阳化湿的一个好药，我是经常用这个（药），过去我的老师也用这个。《时病论》，那个，王那个谁啊（注：《时病论》作者：清·雷丰），他也经常用这个大豆黄卷，清水豆卷。淡豆豉，也是一个宣阳药，桔梗、杏仁、前胡、芦根等等，这都是宣阳药。不是让这些药都用上，就是告诉你，这些药，根据他（患者）的情况，用上一个或者两个，不要多用。

下边：温为阳邪，最伤人之津液。温是热，温邪从口鼻而入，这都是热邪。所以老记住了。因为它热，最伤人的阴，最伤津液。温病初起的时候，邪在肺卫，因为热来了，就伤肺卫的阴分，所以肺阴就受伤。因为阴伤，它的特征就出现口干，口渴，想喝水。在这个时候，虽然有卫分证，老认为不是表证，不是着凉，绝对不可以用辛温发汗，什么辛温解表，辛温解肌，这都不行。要干什么呢？要用清的法子。把这温邪用辛凉（药物），清剂、平剂，要清除了它。凡是用辛温药，一个是伤阴，再一个是助热，汗为心液，心阴受伤，热邪就炽盛。在温病就是帮助温邪，把"温"加得更重，帮助了热。为什么怕出汗呢？汗为心液，误汗亡阳啊。本来是温邪（不发汗），阴就（已经）伤着呢，你还让他出汗，可不就伤阴，出汗，增加热。热邪炽盛，很快内陷，所以说温邪上受，首先犯肺，逆传心包。为什么很快地就神昏了呢？就是热郁太重了，（热邪）上蒸（所致），脑子受到热（邪）的上蒸，所以神昏、谵语。一个是神昏，昏迷了，再厉害——昏厥，马上就（形成）厥逆。本来不就是热嘛，越伤阴，越助热。所以吴鞠通告诉我们**"太阴温病，不可发汗"**，吴鞠通在《温病条辨》里说得很清楚，说太阴温病不可发汗，发汗，汗不出者，必发斑疹。为什么呢？温病是热啊，你干吗发汗呢？你错误地发汗，伤阴助热，所以他要出斑疹啊。本来没什么，在卫分的病，一下儿到了营分，到血分了，出了斑疹了。底下，吴鞠通又说**"汗出过多，必神昏谵语"**。因为它是温病，是个热，你非要强迫让它出汗，越出汗，越伤阴，越伤阴，越助热，所以**"汗出多者，必神昏谵语"**，就是说你给制造成了神昏谵语了。

下边我自己说。说古来啊，温病混称伤寒，就说古代，温病学是清代才比较昌盛的，从吴又可《温疫论》之后，对于温病有了一个正确的认识，认识了温病是从口鼻吸受而来的，不是着凉。到了叶天士时代，把温病学发扬起来。那么在古代，在清朝以前，对于温病跟伤寒混然视一，认为发热病就得出汗，因为从汉朝，从张仲景时代，都是以辛温解表（为手段），到了叶天士时代，才正确地把温病的性质定了性，有了正确的认识。把温病分为了卫、气、营、血（四个阶段），把温病认为是热邪，以清为主。伤寒是寒邪，从皮表来的，以发汗为主。这两者绝然不同。

在古代，用辛温药治疗温病，越治越错，因为它性质不同，它的两个病不同，就等于我们现在，看到一个脑炎（病例）也好，肺炎（病例）也好，这些（患）炎症的患者，或是（患）传染病的患者，上来瞧见发热、发冷了，错误地就给麻黄汤、桂枝汤，这完全错误，百分之百的错误。所以性质不同，治法大异也。根本不同。

下边我再讲：温病的卫分证，用辛凉清解之法，并非发汗之意。而是宣郁疏卫，以清透郁热为主。底下就说清楚了。上边我说了，温病跟伤寒绝然不是一个（病），古人不认识温病，错误地用伤寒的方法，全错了。这一点不是我（在批评古人），（有人）说：你怎么对古人好像不尊重啊！治错了就得（承认）错啊，就是错了。在《温疫论》以后，才知道这个是口鼻吸受来的温（邪），不是皮毛受的寒（邪），不许用辛温解表药，才正确了，才明白了。那么它这个温邪，这个热邪，从口鼻吸受来的，用药必须用辛凉清解方法。辛凉清解并非发汗之意，"辛凉清解"这几个字没让你发汗，它是宣郁疏卫，干什么呢？宣它的郁热，疏它的卫分，给它开开门，给它的郁热开开。清透郁热，把这个郁热给清出去，透发出去。

底下：辛可开郁，凡是辛药都能开郁，但是重了、多了不行，开多了不行。这个门是开一点儿缝，屋里空气就好一点儿，不是大开门、大开窗，那就太凉了。辛可开郁，凉能清热。用一些个凉药能够清热。辛凉，吴鞠通的辛凉轻剂、辛凉平剂，都是用的辛凉药。郁开热清，有辛药的开，有凉药的清，肺之宣发肃降功能才能得到恢复。这样呢，表清里和，营卫通畅。表里都和了，营卫通畅了，三焦、肺气也开了，三焦也通畅了，自然微汗出而愈。这样呢，身上微微的潮润（有）点儿汗。这个汗，不是解表出来的汗，是热清了，郁开了，热退了，病去了，正常了，所以三焦通畅，肺气能够宣发，津液在周身能够循环，（使）皮肤能得到潮润的小汗。这种汗是看不到的，潮潮润润的，就等于我们正常（情况下）皮肤潮润，排泄一点儿汗。这种方子呢，多半是在寒凉之中，少佐辛温之味，以清凉为主，为了要开，用一点儿辛，加上一点儿辛药，能开的药。加一点辛温，就如荆芥穗，量一定要少。荆芥是个辛温（药），是个解表药，要是用上三五钱的就多了，假如我们用一钱，用3g，它只能达到开，甚至于我们用得再少一点，达到开（就行了），不可以让它到了发表的力量，这就叫做开，用辛开。辛温开郁，宣畅气机。治温（病），要用开（有什么关系）？开，干什么呢？让肺气开，卫气开，把郁热能放出去。第二个，要凉。所以要凉，（是因为温），（但）要避免一派寒凉。说凉药多吃点行不行？不行！在卫分我使石膏行不行？不行！大青叶、桑叶、菊花多了也不行。什么道理呢？就是寒凉过多，寒则涩而不流。过多的凉（药），（导致）卫分郁闭，给热都郁住了，出不出去了。所以必须用又是轻清的，又有点儿寒凉（的药）；用（一点儿）辛温，不是用辛温发汗。是清解，辛凉清解，辛凉疏卫，达到皮肤潮润，这样病就好了。

再重复一遍：温邪也是热邪，热邪郁于内，用一点辛温的药开开，可是用轻药清解它，把热祛了。过多地开，能够把热（加重）伤阴，过多地凉，能酿成寒遏，寒则涩而不流。必须达到卫开开一点儿，有多少热清多少，开开了，热清了，三焦通畅了，表里和了，皮肤潮润了，所以叫"在卫汗之可也"。温邪在卫分，有点儿汗就行了，不是让你大发汗、出好多汗。好了，下课。

第六讲

扫一扫，看视频

（黑板：**叶氏谓，到气才可清气，若未到气，切不可清气。初至，当以疏卫之外，略佐以清气。中至仍不可过清。若实为至气，亦不可一味寒凉。因寒则涩而不流，气机郁涩不宣，三焦不能通畅。早用寒凉，郁遏其邪，邪无出路反致病不能除。清气之法甚多，包括清卫、凉膈、利胆、泻火、导滞、通腑。在治疗温病时，均当宣气机为本。**）

下边看看我们抄的这个：第六讲。**叶氏谓，到气才可清气，若未到气，切不可清气。**这句话要弄清楚。清气都懂，到气才可清气，这是叶天士说的。底下，我说，**若不到气切不可清气。**就是说在卫分有……总有卫分的时候，就不许清气，必须全都到了气分。这是一句。**初至，**（就是）说刚到了气分，**当以疏卫之外，略佐以清气。**什么叫初到呢？本来在卫分，刚有一点化热、口干口渴，脉比较有力了，初到（气分），也有一些个口干口渴了，可是还有一些个卫分证，什么叫卫分证呢？就是冷啊，发热之外，头疼啊，总有一点寒热。这时候不能清气。（虽然有）口干口渴，尿也有一点黄，（但也）不能清气。**中至，**到了气分，已经差不多一半了，**仍不可过清，**也不能随便地（用）白虎汤上去，不行！虽然口渴，有一点汗，脉也是洪的，有点儿有力量了，还不行。因为卫分还有卫分证，还有点冷啊，身上不舒服，或是浑身酸懒。**若实为至气，亦不可一味寒凉，**说真到了气分了，口干啊，口渴啊，脉洪大啊，头胀疼啊，这个还有汗出啊，就是说真到了气（分）了，也不要一味地寒凉，说生石膏啊，我用它几两，现在我们大家伙儿的用药都是这样，生石膏，一二两没用，这东西便宜，（用上）三五两也到不了一毛。这个不行，多了不行了。什么道理呢？**因寒则涩而不流，**因为凉，药用得（太）凉了之后，"涩而不流"，这屋里的现象也是，太冷了，就凝住了，虽然没有湿、寒，也就（会）凝住了。温就是通。**气机郁涩不宣，**因为太凉了，涩流不通了，所以宣不开了。**三焦不能通畅，**整个儿的周身的气机不能通畅。**早用寒凉，郁遏其邪，邪无出路，反致病不能除。**因为用得早了，就过了，反倒气机不能开畅，倒不成了。**清气之法甚多，**清气，在温病学，尤其是温热病，气分证是最多的。过几天我们看看那个标本的图像、舌象，在气分证，那些舌苔写了二十个，就是复杂。气分证（治法）包括**清卫、凉膈、利胆、泻火、导滞、通腑**，都是（治疗）气分证的这些大法。**在治疗温病时，均当宣气机为本**。老要记住了，以宣气机为本。治疗病不许把病治死了，治得让它气机通畅，活动。老有一个思想，在卫汗之，到气清气也要疏卫，到营透热转气，还要疏卫。就是病从大门来，还让它从大门走出去。这是治疗温病的一些个原则。

现在我们讲一讲这个道理。气分证变化最多，范围最广，它包括了肺、胃、胸膈、肝、胆、肠、膀胱……都包括了，也就是说温热病，从开始，从口鼻吸受而后，到了肺，这时候有寒热，有头疼，有汗出，有咳嗽，（有）这些个卫分证。卫分证很快就容易化热，为什么呢？因为温病本身就是个温邪，是个热邪，本身就是热，经过喉咙，经过气管，到了肺，还是热，从这儿再热了，就要到了气分证。到了气分证，就要往肺，往下走了，胸膈了，胸膈到肝胆，肝胆到大肠、到小肠、到膀胱，这些个都是气分证。它的特点，第一个就是高热，热盛，口渴，脉逐渐有力，脉呢，以洪滑、滑数这个为主，舌苔呢，逐渐地舌质红了，苔干了，糙老了，黄厚了，（这是）舌苔的变化，脉的变化。从这一点看呢，这病从卫分已经到了气分。什么叫初至呢？就是外头有寒热，也有口渴。中至，有点寒热，口渴为主。真到了气分了，就是大渴引饮了，就是白虎汤证了。所以脉洪大啊，高热啊，口渴啊，汗出啊，这就是白虎汤证，纯粹到了气分证了。

卫分证、气分证，都是功能性的病变，卫气营血啊，凡是在卫分，在气分，都是好治，都是功能性的病变。并没影响到人的内脏（实质），没有进去。邪热呢，这时候有外达之机，因为它刚从卫分到了气分，很有机会从气分转到卫分去，很容易。所以在这个时候千万记住了，老要（注意）治病（时）气机不要给它堵塞。因为从卫到气，必须让它从气出到卫，病就好了。

治疗气分证，虽用寒凉，但必须注意热势的轻重。到了气分证呢，就说明温邪化热，我们用寒凉药，可是寒凉药要懂得（不能过多），不是越寒越好，越凉越好。必须把温邪的热，要外达，把这个热势从气分（转）到了卫分，把热势从卫分往外推。为什么不能用过多的寒凉（药物）呢？因为寒则涩而不流，温则消而去之。这些个理论，应用在我们温热病中，一样。过多地凉了，怎么样？气机凝涩，邪热不能从气外达，这个时候，也是个凉遏，把气机遏制住了，影响病的治疗，甚至于就坏了，就误治（了）。

下边我们讲：到气才可清气。这就是说，邪不到气，或者在卫分，或者初到了气，都不能用清气药。虽然有了高热，热度比较高，甭管它四十度（40℃），三十九度（39℃），也不能一味地用清气（药）。说高热，我们就用凉药，这是错的。不能说看到了体温高，或者是口渴重，就一味地用气分药，清气，不行。卫分的邪，应该用辛凉清解方法，我们想一想，在卫分的时候，我们用什么呢？辛凉轻剂、辛凉平剂，我们用这些药。白虎汤呢，是个辛凉重剂，一般在卫分时我们用的是轻剂、平剂。什么道理呢？它以辛来开，以凉来清，清解温邪的郁热，辛开了什么呢？就是开了卫分，开了卫分的郁热，跟开门一样，把热往外透。使邪从卫分而解，这个道理呢，就是还要从卫分（解决）。卫分的病，还要从卫分而解。

清气法，或者说过用寒凉，有什么毛病？有人说，我就是胆子大，就是敢用。这是错误的。因为过于寒凉，卫分就郁闭，卫分郁闭之后呢，邪不能从外解。邪刚到气分，不能从卫分解，怎么样呢？用过多的凉（药）了，涩而不流，遏制气机，病必加重。正常的，在温病的理论上讲，应该这样治疗：有卫分要治卫，初到气分，一边清气一边还要治卫，过多的寒凉（药），（把）卫分的气机遏制住了，这是一个错的。在这个时候我们碰上了，假若（邪）在卫分，刚入了气分，你过多地用了寒凉药，我们看到了，它是错误治疗，我们接着怎么样呢？必须改用疏卫展气的方法。

至于我们（看到）一个病，是个嗓子也红，也疼，发冷，还发热，咳嗽，脉滑数有力，口渴，唇红，可是又寒热，不大明白的，很早就开始用这些个，比如说，白虎汤，或者银翘散里加上石膏二两，结果银翘散倒对了，这白虎汤错了，这石膏一味药就错了。给这气分和卫分都凉遏住了，治不好。那么出现的情况很多啦。现在我们常用的（手段）就是这边再吃点凉药，这边打些什么青、链霉素啊，什么抗生素的，它也是凉。患者好不了，形成胸口闷，烧（发热）也退不了，烧退了一点，还是三十七度五（37.5℃），（好得）老不干净，郁热不净啊。弄弄治成低热，好不了了。后来这个病啊，不是患者的病是这样，是你治（疗）治错了。这个时候我们怎么办？必须改用疏调卫分的药物，使邪仍从卫分而解。这个实在太多了。就是我们今天，我们外头有（人）感冒，着凉，所谓的西医说的是上呼吸道的感染，中医说呢，风温病，温邪初起，很多。

这儿呢，我就举一个病例：有一个男性的一个（病）人，五十九岁，开始就是头疼，有点冷，有点烧（发热），咳嗽也不重，发热也不太高，三十八度（38℃）左右。脉象呢，是浮数。舌苔呢，是白腻，微微地略有一点儿黄。要记住了，黄，是浮黄、罩黄、略黄、老黄、糙老黄、黄厚、黄垢，这都是不同程度的化热。不是浮黄就是变气分证，是化热了。根据化热的多少来决定用药。那么这时候呢，他先有了卫分证，可是呢，同时，底下看：口干，口渴，心烦，小便黄，大便没通，……那么这个时候啊，这个大夫就想着用力量大的药，就想取点儿速效，就给开了一个以清为主的方子。什么方子呢？我们看看这个大夫开了这个药了：第一个药，生石膏一两——没有到气分啊，怎么就给这个药了？连翘三钱——还可以，银花三钱，芦根一两——也还不要紧，大青叶一两，黄芩三钱，知母三钱。你瞧瞧这方子，（方中）白虎汤的石膏、知母都有了，银花、连翘、大青叶、黄芩都有了，苦寒药，甘寒（药），白虎汤用上了。错了。这个方子之外他还加上紫雪丹，三分紫雪丹。这个大夫呢，是好心，就想把你这个热早点给去（掉），（药的）力量大一点，总认为你那方子太小，没劲儿，他总认为力量大就有劲儿（这又不是香烟……），这是错的。那么药后怎么样呢，你看看：身热不退，头疼恶寒，照样，头疼，还怕冷，烧（发热）也退不了，倒加上个病——一身酸软无力，疲乏酸楚，周身酸懒没劲儿了，倒加上病了。舌白腻而滑，舌头也变了，本来刚浮黄一点儿，这回他这一凉，舌头成了白腻滑了，成了寒象了。面色暗浊，脸也坏了。什么叫暗浊呢？本来有热，你用凉药太多了，遏制住了阳气了，脸成了青，或者是黑，或者是暗，或者是浊。特别要注意这个。常常咱们看到了（患者）阳气郁遏，面色青，就是这个特征。卫分证，你用了凉药了，脸也肿了，脸也青了，脚也肿了，尿也出不来了。你治错了。这个时候，假若你不虚心接受，你不深钻，你还说呢，（说患者）你肯定是有别的病，我这药一点儿没错。就错了。一定要懂得，要认识，虚怀若谷啊，不能胡治。怎么办？这是必须用疏卫展气之品治之，必须用（疏卫方法），改用疏卫（药）了。这凉药你（用太多了），当然了，这凉了，一下你用温药还不够呢，它是凉（药）遏制住了。这时候怎么办呢？我开了这么个方，你们看看：第一个药，薄荷五分，荆芥穗二钱，用荆芥，辛温的，宣阳，淡豆豉四钱，宣阳，炒山栀二钱，桑叶三钱，菊花三钱，牛蒡子二钱，前胡二钱，杏仁三钱。你看看，改成荆芥穗加上了，淡豆豉加上了，就是说以宣郁为主，还是清解。菊桑加上就是桑菊饮了，那么这药吃了以后呢？卫气得疏，面部、周身小汗，身热退净则愈，就好了。因为凉遏住了，卫分郁遏住了，怎么看的？面色青了，面色暗了；第二个舌苔从浮黄变成白腻了；你再量（脉）呢，那脉从洪滑数，（本来）越要（变得）有力了，（结果）变成沉滑了，或者沉数了，都给治的，给凉下去了。一定要看脉、舌、色啊，为什么要看这个呢？这个病例就说明，刚到了气分，有一点儿刚化热，你过度凉了，就错了。

下边：什么叫中至气呢？中至气就是到了一半儿。即是气分的热邪当不盛之时，就是说，气分的邪，是到了气分了，到了多少了？百分之五十。刚才是百分之十，现在是百分之五十了。中至气，基本上有一半了，或者是百分之六十，在这个时候。也不可以一味地用清气之品，也不行。口渴，脉洪、有力了，汗也出了，你想啊，应该（用）白虎（汤）了，怎么办？纯清（气）不行。应当（在）清气热之外，仍然用一些个轻清透邪、轻清透泄之品。用轻清的，药物很轻，来清它。什么呢？就像这个桑叶有三钱就够了，菊花有三钱就够了，淡豆豉有三钱就够了，山栀有一钱半就够了。轻清的，宣泄，使邪热外达。这样呢，能让这个邪热往外达，从卫分往外……不是解表，而是轻清地宣透卫分。

邪气完全入了气分，到了气分，就是说真是白虎证了，大渴，脉洪大，高热，有汗，没有一点冷热，脉么，洪滑有力，舌红。那么这个时候，虽然是一派的里热蒸腾之象，一瞧就完全是里热蒸腾之象，一望呢，面色也红，面目也红啊，一派的（热象），是个白虎汤证。但其热有外达之机，看看他这时候的热啊，确实，正是白虎证，一定（在）这个时候——展气机以轻清。这个时候要舒展气机，还不是压的，还是舒展的，老记住了，宣透的，舒展的，不是凉遏的，不是一味地寒凉。紫雪、安宫牛黄，或者白虎汤，这都不行。要展气机，要轻清，很轻的药物，来清它，不可以寒凉滋腻。绝对不可以寒凉。专门一味地（使用）寒凉（药），石膏、知母用得多了不行，更不许（在）寒凉之外你再加上滋腻药，生地、元参、石斛、麦冬，错了，更错了。腻药，一个是甘寒，清气过重，一个又加上滋腻药，这更错了。

现在我讲的是温热病，没讲湿热病，假若有一点湿，或者是暑湿，或者是湿郁，或者是气郁，用滋腻药，更错了。清凉药也不许多用。什么道理呢？因为它有湿，湿碰见凉就湿阻，跟着就凉遏，就寒凝，整个儿这病就治错了。没有湿，过多凉，也不能够往外舒展。所以记住了，纯到了气分证，用清凉药要轻一点，慢一点，可以频频地慢慢喝，并不能用力量过猛。所以我在这时候用得（药量）轻，可是药呢，一天要喝六次，汤药，要白天喝四次，夜里再喝一次两次，这样喝。或者是一天三次，最好是一天四次，要不然就是夜里再加上一次，五次或者六次。什么道理呢？要把这个热啊，慢慢地、经常地清，过三个钟头喝一次药，不要过多地凉遏。吴鞠通他说过这么一句话，"**白虎本为达热出表**"。他是"达热""出表"，怎么讲呢？就是把热往外头透的。所以很多的本草上写着，石膏是能够解肌的，能够……好像是出表的。石膏它本身是清凉的，因为它热盛，所以吃了之后能够出汗。它的出汗，不是石膏出了汗了，而是把热清出去了，三焦通畅了，皮肤潮润了。是这么样的，身上潮润的汗。

白虎（汤）本为达热出表，所以气分，无形的热，要很盛（才）使用白虎汤，（但）切勿过重，切勿加上生地、元参、麦冬之类的滋腻药物。两个：过用，太猛了，不行！第二个呢，白虎，像石膏这些个（寒凉药物）加上这些个滋腻药物，也不行。不要加滋腻药物，加上这些个滋腻（药），加上这些个阴凝之味，怎么（得）了呢？阻滞气机。因为一加上滋阴药呢，阻滞气机了，气机开不了了。使辛凉之剂变为寒凝之方，用这些辛凉之剂加上这些滋腻药呢，它就变成死的了，不能动了。辛凉是活动的，加上滋腻药呢，变成寒凝，这么一个方子。有什么坏处呢？邪热不能外达。本来是要达热出表啊，你用了寒凉药，（邪热）不能外达了，怎么样呢？寒凉能够饿伤中阳，这个寒凉倒伤了正气了。由热中变为寒中，本来是热，用凉药多了，变成寒了。再一个，假若没加滋腻（药物），（而）加上寒凉、苦寒药物，黄连加上三钱啊，黄芩加上三钱啊、四钱啊，这个苦寒药物多了，因为用苦寒直折之品，药性直降而下行，也不好。因为黄连苦寒，泄心热，它是个苦药，不走的，也凝住了。虽然直折了热，可是它是守而不走的。这样用药呢，白虎汤就失去了达热出表的能力，也错了。量过重也错，加上滋腻药也错，过用苦寒药，让它寒凝了，也错了。所以说啊，这样用，白虎就不能达热出表，变成了一个"死虎"，虎是虎啊，这个死虎没用。太凉了，没有生气的虎。用它，要让它轻灵，要让它灵。白虎汤很好的，加上这几个药，全错了。既不能达热出表，（反而）变成苦寒直折。我们在临床上要特别注意，往往我们就……好像是对了，结果是错了。本来是达热出表，假如你用一个轻灵的，比如石膏，用上八钱啊、五钱啊，知母用上一钱半、二钱啊，这样吃，慢慢儿吃。我的（经验是）经常这样用：上午吃一剂，下午吃一剂，晚上再吃一剂。应该能让他慢慢儿吃，慢慢儿吃，吃上三剂药。因为治急性病，记住了，不是一天两剂，一剂药头煎、二煎，不是。是一剂药我吃两煎，上午吧，三个钟头一次或者两个钟头一次，下午又三个钟头一次。所以这样呢，上午一剂，下午又服一剂，重的时候夜里再吃一剂。量小一点，频喝。这样呢，既不能遏制了阳气，又能把热轻轻地排出。所以治急性病，药物必须跟得上，不是一日一剂——一天一剂药熬两回喝，不是。千万记住了，急性病，热性病，传染病，变化多的病，比如说治麻疹，出猩红热，都是要急的。上午看了，下午还要看，搁在病房里要守着患者看，不是上午查一回病房就完了。变化就……病变马上就变。在临床上一定要特别注意。

往下：在腑之热，应由二便而去。这时候我们不是说了么，往下走了，从胃肠，从胃么，到了腑了。腑么，就是到了胃肠了，到肠子了。虽然到了腑热，这个时候也要注意。腑热的时候呢，我们就要该通的就要通，腑热，比如说三天不大便，舌苔老黄垢厚，唇干焦裂，舌头也是干，没有津液，脉洪滑大有力，这是阳明腑实，肚子也是一个腹满，也是一个，很硬，三天四天没有通大便。就是说腑热很重。在这个时候，也要宣畅气机，怎么宣畅呢，热邪才有外达之路。这时候必须要用这些个清凉（药），要通腑。这个也是要注意的。

有一个病例，就是我的一个老师，这个老师呢，是一个教我汉文的老师。我三四岁他就在我们家里教汉文。家里头单有一个书房，老师给讲书。这话在哪年了呢？就在这个1946年，就是那个时候，老先生已经八十七八岁了，都住在东郊，高碑店，发高热，那时候就知道发热，大概有20天左右吧，说是退不了。我就去了，去了一看啊，老师舌苔黄、厚，脉也有力，吃了几剂药之后呢，（发）热减轻，并没有退，大便还没通。舌苔黄、厚、浮黑。当时呢就想用攻泻药，要通腑，可是因为年纪，八十七八了，也害怕，不敢（通腑）。同时那个时候呢，我有一个同学陪着我去，我刚要通（腑），他说不行啊，八十多，快九十岁了，一通可就没气了。结果我也害怕，回来我就请教我们瞿老，那时候瞿老还活着，就是小时候给我讲课的，瞿文楼啊，瞿老大夫。那个时候我就问他，晚上回来，怎么办。他说必须通，不可以（等），你别害怕，你越害怕（不敢通腑），过些日子正气衰了（就没办法了），说必须通。我说用多少大黄？他说最少也得二钱，必须加上二两瓜蒌、枳实，这个时候不能含糊。那么第二天我就去了，去了之后呢我就如法地把这药开了。开了之后，就过了两天，我又去看我们这个老师啊，真不敢去了，因为怕老师这么大岁数再死了。可是我到他们村儿里一看啊，很安静，那时候骑车去的，骑车一直到他们胡同儿那儿，一听没有什么动静，知道我们老师没死。因为他在村里岁数最大，谁都知道他是个秀才么，这个村里最有名的一个文人。结果我去一看啊，老师就乐了，他兄弟就出来接我。他说你老师好了，说等你半天，知道你今天准来，给你预备好了肉了，请你让你们吃饭。我说怎么好了？他说拉了一个大屎橛子，两尺多。拉完之后汗也出来了，老头儿就躺下睡觉了。他说昨儿个睡了半天，醒了，今儿个好极了，完全好了。所以我们记住了，常常用白虎汤，用承气汤，在壮年人没有什么特殊情况，不是什么稀罕的事。可是老年人，气分弱的人，这个时候是个功夫。用猛了不行，不用还不行。

这儿我再说一个。就是东直门医院，一九六四五年的时候，有一个重症肌无力（患者），（患了）重症肌无力呢，经常得吃这个十全大补，他在吃饭的时候还得打上一针新斯的明，要不然头都抬不起来。这时候呢，发高热了。当时管病房的大夫都害怕，那时候呢，在东直门我主要管教学，管的是门诊，管的是会诊，病房呢，是别人管。非请我——因为我（要）到协和（医院）会诊啊，每个礼拜去一次——请我去借那个铁肺。我到那儿跟他们办公室一说呢，马上给咱们送来了铁肺。因为他们怕重症肌无力（发）高热（并发）肺炎，这个肺啊，停呼吸了就，（因此）借这个铁肺。他们头一个给送来了，第二天给那个小铁肺也送来了，好使。可是他们很紧张，患者（发热）四十度（40℃）啊，素来就吃党参啊，八珍汤啊，大量补气啊，人都抬不起头来，必须打几针新斯的明。现在怎么办呢？后来就会诊。当时我、董建华，我们两个负责内科啊，请这东直门医院的老大夫都来了。马龙伯啊，过去死的这些人啊，什么方明谦啊，张志淳啊，过去这些老大夫，（二十世纪）六十年代的时候，大约得有十几个七十岁左右的老大夫。都主张还得用十全大补，说甘温除大热啊，非得用大量的甘温（药）。马龙伯说人参得用多少，几两几两，都这么说。当时呢，我就有个想法，因为人家比我岁数大啊，我呢，有个条件，因为当时我在东直门医院是内科，跟董建华两个人负责，第二个条件，我是老大夫组组长，这些六十岁、七十岁的怎么办呢？都弄一个小组，政治学习什么的，我管这个。因为对于老大夫特殊，得照顾啊，这老大夫很难，那么大岁数了，说话啊，别人年轻的他们也不服啊。我当时跟董建华，董老师我们就谈，我说这个病怎么还这么治呢？他们就想不到白虎汤吗？他说那你提提，他也没敢提，我就提了。我当时就提出来了，我说这个病啊我的看法不是这个，他啊，可能，因为我看了脉了，是比较有力了，原先是没有力，身上头上也有汗，口干口渴，我说他不见得像一个虚证。当时我的意见就是，我说假若是虚证，虽然吃了人参、十全大补啊，你说力量小吧，可能好不了，但是必须见轻。用一两人参和用一钱人参，虽然力量有区别，必须是（用药）对了就得见点儿轻。他为什么就不退（热）？我说我想，可能，我就根据这些理论，我说是白虎汤（证）。所以在《温病纵横》写白虎汤时我就写上这个病案了。这个时候叫功夫，谁有能耐这时候说。后来我说这个，当然我提出这么个看法，可能是错的，我说现在我们做个试验，管那个患者的大夫，我说你啊，到化验室，去拿一杯，一大杯，大概得有一百（毫升）的凉开水，冰镇的，给他喝，我说现在我们休息一刻钟再开会，看看喝了怎么样。就等于那个大便不通，《伤寒论》的那个，先给小承气汤啊，大承气汤不敢给，先给小承气汤，瞧瞧他转矢气不转矢气。我这先少少给的凉开水，坏不了啊，比石膏力量轻多了。结果呢，这个大夫就用了一杯水（让患者）喝下去了，说，赵老师他还想喝呢。我说再拿。到化验室又拿了一杯，一杯很大，大概有一百多毫升啊。一杯还不行，喝了三杯。（主管大夫）说，赵老师，这时候他困了，他要睡觉，我说让他赶紧躺下睡觉，先让咱们开会。就根据我的理论，根据喝的凉水，喝了三大杯，这么大杯（赵老以手示意），喝了三杯，（一共）大概得有五百毫升的水。我说假若他是虚热，他喝两口就不喝了，他能够喝了三大杯之后他困了，现在真睡了，我说：我们再看看他。一看睡得很安稳。我说：肯定了，这是白虎汤证。当时我开（方），就是白虎汤。开完了，赶紧熬，熬了喝了。第二天热退了，全好了。所以说我们在虚热病，或者说慢性病，都认为是虚证的时候，得要看出实的一方面。现在我们稍微休息一会儿，下边还讲。

那么刚才举了两个例子，我们刚才举了两个病例，一个是白虎，一个是承气。白虎汤啊你会用，但是你老用错了，该用的时候不敢用。说白虎汤你敢用吗？重症肌无力你不敢用吧。甭说你们，那么多老大夫为什么都反对我用啊？结果好了。就说明该用的时候很难（决定）。第二个，该通的时候你也不敢用。说承气汤你敢用吗？错了你敢用，你用的全是错的。真正那老头儿，八十、九十岁了，发热二十天了，大便五天没通，应该用承气，你敢用吗？就不敢用了。所以这些个方子老记住了，要会用，要敢用，要很细致，也不是一天的事。

下边我再谈：治温病要懂得火郁发之。当然这些个火郁发之的理论，我在（一九）八零（年）啊（还）是（一九）七九（年），在中医杂志上讲过。同时呢，那几年到别处讲去，我常讲，我常讲火郁发之。我记得我在西安给他们讲，他们都怪了，他们就认为真是（怪）。他们就认为火啊，就应该泻火，（用）凉（药才对），可是我讲了一次之后，后来又突出地讲了升降散，也别说，陕西他们那边治出血热，用升降散疗效很好，说这个跟我讲的有关系。所以他不懂啊，你非得讲明白它。因为有火，就懂得凉，吃凉药你懂。火郁发之，这个道理不懂。假若不懂得火郁发之，治疗一定就是错误的。因为你不能发，你错误地用凉药，你当然是错的。

我在这儿再注解几句：什么叫火郁发之？因为有时候讲火郁发之，有一回我讲三个小时，人都不明白呢。当然，我这么说一句，你们肯定不明白。什么叫火郁？怎么就应该发？火郁，火是病机。那么这个火呢，假若真正是火的病，它有它的特征。可是（有）两类，一类就是郁的时候，一类就是火热的时候，两大类。郁的时候，一定以发为主；热的时候，一定以清为主。那么火热呢，很明显的时候很（能）认识，就是眼睛红了，舌头红了，口干了，口渴了，脉数了，有力了，发高热了，都看做是火热。长疖子了，长了大的脓疮，起码从中医认识都是火热，都懂。是不是？脉有力，脉洪滑，脉数，高热，口干，舌燥，小便红，大便干，都是火。火热，清之，应该用清的法子。就是火热清（之），也要分出阶段，也不是一个泄就行了。可是火郁（就）不明白了。什么叫火郁啊？明明地看出是一个寒证，什么叫寒证呢？四肢逆冷，寒战，打哆嗦，面色苍白，你认为是寒证，你认为得吃四逆汤，我一看是火郁，应该发。距离（差）远了，天天错，从古到今，不知错了多少人。为什么你说是火郁呢？为什么说寒战倒是火呢？你念过病机十九条，寒栗，如丧神守，冷得打哆嗦，脸都苍白啊，丧神守了，没了神了，冷的，皆属于热。这句话是《内经》的话。你得深钻钻这个，你就明白了。火郁的时候常常出现的是寒证，怎么知道是火郁呢？第一个，虽然症状是冷，可是你看看脉，是数，或者是细数，或者是沉滑数，它郁啊。我不是讲过吗，脉分浮、中、按、沉啊，（写黑板）浮、中是功能，按沉属实质。我们天天看脉，就看了上头，搭上手，瞧见了，一瞧摸不着什么，这是因为脉沉了，没有了。四肢逆冷，你认为是寒证，面色苍白，你还写呢，脉象沉什么无力。你说说，四肢逆冷，你开的是附子、干姜、肉桂。可是我看明白了，我看底下，这儿呢，（赵老手指"按""沉"二字）弦、细、滑、数、脉啊。第二个，看舌。舌分两类，一类是苔，一类是质。我们常常也错，就瞧见苔了。这还是好的，不错的大夫了。苔是功能，舌质是实质。又没瞧见。我看了，不但瞧他的舌苔的底下，而且我给他的舌头翻上来，让他舔上嘴唇，我们瞧瞧舌底下。大概五八年（1958年）吧，五九（1959）年，我们秦老，秦伯未秦老，来我们这儿当顾问，我们一块儿查病房。他就说赵老您这是怎么回事啊？怎么还瞧底下？我说底下是实质啊，营血在底下呢。苔是功能，在气分，在卫分，一个是表，一个是里啊。舌质是红的，舌面是干的，裂纹，津液都没有，我看出来了，热。脉（也）是热，再问问大小便，小便是红的，（量）少，甚至尿的血，尿道疼，又是热。心里烦躁，急得睡不着觉，一瞧牙都是干的，都是热。明明这火是热郁在里头了。怎么办？我们得开开啊，你给它放出来啊。火郁发之，这叫火郁。常常很多的郁证，当然这火郁我们讲了讲，湿郁也是一样，它郁在里头了，你看不着。所以必须根据脉、舌、色、证结合起来，统一了，才能认识（清楚），才能看病。所以临床上，现在我们临床上都很着急，不摸脉，也不看舌，我们这中医大夫，拿听筒听听，听听心肺，给人开个方。你说这个你怎么诊断？所以我们必须懂得这个。**火郁发之**，我刚讲这个"郁"的时候，你要细看，看舌、苔、舌质、舌的面。要是虚的、寒的，舌面是嫩的，是润的，是滑的；热呢，是干的，是裂的，是糙老的，舌质是红的，是绛的。**火郁发之**，假若这个时候治疗不当，就用了寒凉、苦寒，气机不宣，热郁于内，所以清之不去，滋之不透，补之益炽。这时候你想清，错了，单纯清不行。加上滋润，不行。你想说来个甘温除热吧，更错了。这甘温除热的方法，千万记住，不能随便用。用上了，我天天（都）看到了，就是错。

　　就是三十啊，就是今年的（大年）三十，我看到了一个中医的医院，很大的医院，发热四十二度（42℃），二十天啊，没退。结果讨论之后，很多西医大夫提出我的名字，让我来瞧。结果我去一看，完全是凉药，中国的（中）药，吃的安宫牛黄丸啊，西药是各种抗生素。最有意思的是这位外科专家提出我的名字，让我去，我用（的方法）很简单，就是用疏卫，一毛六攒出来的方子，（吃了）两剂，（体温）三十七度五（37.5℃）了。后来又吃了几剂就好了。这个人就住这大医院里都花了几万块钱了，所以你看看中国医学多么高明。什么呢？就是病在卫分，他治的时候，上来就是安宫牛黄（丸）下去了，那边什么高级抗生素，白霉素、红霉素，什么先锋（霉素），都是贵药，这个患者，这个病家家属一天租一个车在门口，就为接大夫请大夫买药，花了一万多块钱了。后来（我说）我这个很简单，你瞧我这个药才不值钱呢，一毛六，他们说得好，豆豉、山栀、前胡、杏仁，他们说，别人一瞧见我这药，就（心里说）糟了，他们说，你这个管事吗？他就不懂得治错了，治到营分去了，治到血分去了，它就在卫分这儿，他就瞧不着。这种病例太多了，像在阜外医院，我看到了，心脏起搏器安上（之后），（发热）四十度（40℃），一个月啊，花了外汇两万一千六百块，外汇啊，买的美国最新的抗生素，这是（一九）八零年？是（一九）八一年，后来吕炳奎吕老后来非请我去，结果我就是，一毛五（的药），吃了两剂，（体温）三十七度八（37.8℃）了。后来我没去，今儿个我有课，我说再吃两剂，（把）热退净了吧，吃了那么些个药也好不了，您这是怎么治的？非让我讲。我心说，这很简单，三句话：病在卫分，你治的是营分，错了是不是？那么这些个道理我们都要懂，滋之不行，补之不行，单纯清之也不行，必须宣郁清热，达到郁开热清就好。就是郁开，它是盖着呢，你光怕这点热出来，你盖死了它了，不行了。你一打盖儿一放这气，就跟这水，（蒸）包子似的，包子（蒸）得了，你给屉一掀，就好了。就这么，很简单啊。你非不掀这屉，你灭了火也不行啊。这热气还嘘着呢，还不行呢。

　　那么这儿底下又提了一个病例：就是一个高热不退的小孩儿，十一岁，高热不退。这是（一九）八一年一月六号。这时候呢，天有点冷，参加了运动会之后，这小孩儿嘛，可能穿衣服少（了）一点儿，有点儿着凉吧，就发热，晚上呢，运动会回来又吃的年糕，孩子也娇吧，就吃的年糕，还吃了很多高粱饴糖，后来就发热。初起的时候，还发热，微恶风寒，脉呢，滑数，很有力。当时写方子，写这么几句：风热上扰，食滞中阻，气机不畅，热郁于中上两焦，证属冬温挟滞，邪在气分，不可一派寒凉。看出来了有停滞，外头有些个啊，冬温。宣郁清热化滞方法，开的是栀子豉汤加上保和丸，那么个方子。具体药呢？就是淡豆豉 6g，山栀 6g，苏藿梗各 6g，半夏 10g，陈皮 6g，竹茹 6g，水红花子 10g，焦三仙各 10g，槟榔 6g，马尾连 10g，保和丸 18g、布包，包了煎啊，保和丸，用的丸药。这个方子你看看，淡豆豉、炒山栀——栀子豉汤，苏梗、藿梗是用的芳香定呕，半夏、陈皮、竹茹是和胃定呕，水红花子是泄他的滞热，焦三仙就是助消化，槟榔就是化他的食，通他的腑，马尾连清他的热，保和丸帮助消化。开这么个小方儿。那么当时告诉他吃两剂，同时告诉他不许吃生冷，也不许吃甜的黏的，更不许吃荤的。就喝粥，吃两剂药。一月九号，两天之后了，上药服一剂后，身热已退，吃了一剂药热就退了，大便恶臭甚多，大便通了一次，很臭，两剂后呢，体温就完全正常了。又去医院检查了一回，白细胞么，九千四（$9.4 \times 10^9/L$），正常了。舌么，稍微还腻一点，身上还疲乏。这个时候就断定是食滞化而未净，再用加味保和丸调理。就给他保和丸么，一天啊，吃这么半包，一包啊是六钱。半包呢是三钱，吃了两剂，好了。很简单，你瞧这多紧张啊，上北医附属医院，多紧张啊，往往我们中医治什么病好？治温热病，治热性病，目前啊像风温啊，从西医学说吧，像上呼吸道感染啊，气管炎啊，支气管炎啊，肺炎，流行性脑脊髓膜炎，扁桃体炎，腮腺炎，大头瘟，颜面丹毒……咱们中医特别有效，比西医水平高多了，是不是？所以我们有时候自个儿要爱惜我们的温病学。

那么昨天，我跟一个挺高明的西医大夫，首都医院的，一个很大（年纪）的大夫，医科大学毕业，在那儿瞧外宾的病房，找我瞧病去了。后来我就开玩笑，说你们那方儿太好开了，常规啊，肺炎我开上这个医嘱错不了，从青、链霉素那儿挨着开啊，是不是？卡那霉素，给他红霉素，点滴什么的，都是一套啊。我说我们中医可复杂了，真是，学咱们东西真正瞧病，功夫很大。就是一治就错了，你开个白虎汤。要是西医呢，肺炎（开）白虎汤，多容易啊。（可是）肺炎（开的）不是白虎汤啊。白虎汤你（开的）那个就错，我（开）的就对。因为你用药的分量没对啊。早没瞧着中国医学看到客观检查，一点不许错，（才能）来（正确）处理。不像（西医），不是说西医不好，西医也一样，不是青霉素二十万单位，每日 3 次，不是都是（这样）是不是？也是根据情况。因为中国医学理论非常有意思，你看看咱们治的这个病，天天啊，你看咱们坐在这儿瞧病历，哪天我都瞧。待会儿，我这儿十一点我去，还是会诊。这个是师大的一个教授，胰头癌，在协和（医院）开（刀）了，后来缝上了，转移了，说回家用不了几天就死了。现在我治了仨月了，很好。北京师范大学都怪了，说您这怎么这个病能（维持）这么（好），类似这样的不是一个啊，就是目前，现在我看着的，我可以带你们去瞧去。中国医学（在这方面）疗效好，我看的一个（患者），二十二楼，跟我们崔部长隔壁，木樨地二十二楼，就是（在）政协工作的一个人的祖母，八十三了，食管癌，转移了，第一次我还认为我说瞧不了，（瞧过之后）从不能喝水变成能吃东西了，第二次（瞧过之后）能下地了，第三次（瞧过之后）就下来能接待客人了。现在这老太太四五个月了，好得很。头十来天还（很好），春节之后心里有点不痛快，吃了点（药）又好了。他们还嚷着这回又完了，我心说了，没好跟人说啊。我心里自个儿（有底），说，你们甭紧张。两个女儿在美国，洛杉矶，也都飞回来了，瞧她妈来了，知道好不了了。结果我心说，三剂药保好，没（明）说，我自个儿心里想。吃了三剂药，也不疼了，热也退了，也好极了，又请我去瞧，好极了。所以中国医学水平啊，治疗疗效啊，好极了。

下边再讲：就是说这个病例，她就是一个实质郁热。可是在气分，应该与宣郁化滞。怎么办呢？气机宣畅，热呢，遂外达。这样她自然就痊愈了。假若不是这样，我们还给她青、链霉素，红霉素，白霉素，中国药给她开上安宫牛黄丸、紫雪丹，好药，这好不了了这个，就是这么个样。所以你不条达气机不行，热邪没有外达，她好不了。所以我说我们治疗温病，甭管它温热、湿热，必须要强调这个气机条畅，升降正常。宣气机，调升降，邪气能够外达。决不是药量的多少，更不是石膏用多少两。是不是？现在因为我看这方子很多啊，石膏一开就是四两、三两，他们说，赵老师，这石膏便宜，一毛钱都到不了就四两，老这么个看（法），老不知道用药的重轻的道理。假若你不注意宣畅气机，那么，这个邪不能外达，药量过重，反倒伤正。这个呢，一定要特别注意。我治了这个，在（一九）七三年，就在东直门医院，一个昏迷的患者，这个昏迷的患者来了之后呢，他们很着急，这边用着安宫牛黄丸，这边用着红霉素、白霉素，好几天退不了热。他们非请我去，当时我还在东直门医院，我一九七三年、七四年还在东直门医院，七五年我到的研究院。那时，他们请我去了，我给开了一个方子，很简单，就是疏调气机。他们认为，我们用了这么些石膏四两，都是知母什么的、黄芩这么好的药，安宫牛黄丸（也用上了），（热）没退，可是我这个，吃了两天，昏迷也好了，就醒了。所以老记住了，卫、气、营、血（一定要分辨清楚）。所以我们今天讲的呢，到气才可清气，不到气绝对不可以清气。那么下一回，今天讲不了了，下一回我们讲入营分，入营的时候怎么透热转气。我们再结合了多少病例，说明了这个用法。这是温病最要紧的，这三个，在卫汗之可也，并非应用汗法，第二个就是到气才可清气，不到气绝对不许清气。第三个就是入营犹可透热转气。这些个道理，根据病例，我们说明一下。现在我们就下课。休息了。

第七讲

扫一扫，看视频

（黑板：气热烁津，病乃不解，即可渐渐入营。营分属阴，其气通心，身热夜甚，心烦不寐，反不甚渴饮，舌绛，脉细而数，或斑点隐隐，时或谵语，皆营热阴伤之象。治之必清营养阴，透热转气。吴鞠通创清营汤、清宫汤，皆治温热日久入营之证，当佐以增液，但必须注意透热转气。热邪入营，来路不一，临证审病，必详诊细参。）

我们就讲这个第七讲。那么这一段呢，主要讲的是营分证。那么上一次我们讲的是气分，到气清气，不到气不可清气。这一次又近了一步，说气热烁津，就是气分证啊，由于过多的热盛，消烁津液，病仍不解，本来在卫分应该好，卫分好不了呢，病就到了气分，气分从肺、胃、胸膈、肝胆，一直到了膀胱、大肠，日子很多啊，还没有正确的治疗好，所以怎么样呢，病解不了。这个时候，即可渐渐入营。我们要知道入营（分为）两个方面，温病的入营，两个（方面），一个是正常的入营，就是说（在）卫没有（治）好，到了气，气呢，并没有错误地治疗，过了十几天，入了营了，这是正常的。那么多一半不是正常的，就是错误治疗，把热邪逼进营分了，很快，不见得到了十几天半个月，它这时候是热并没有解的时候，逐渐应该就入到营（分），这是规律。营分属阴，其气通心，营分呢，很清楚，卫、气还是在阳，一到了营呢，就到了阴分了。那么凡是一个病，卫、气，在功能方面都好治，一伤了营阴了，就说明病就日子多了，正气衰了。那么营分呢，一到了营阴，营就主血了，心主血，所以跟心有关系了。身热夜甚，它热的情况就不同了。所以说什么时候，阳明炽热就是下午热，一到阴分呢，就到了夜里热。我们诊断一个发热病，常常我们不大懂，早晨起来就热，或者上午热，这个大概在阳分，要考虑到阳那面儿，下午热，偏于阴分，假若三四点、四五点，这个时候热呢，大概就跟阳明有关系，夜里热的多半在阴分。它因为到了阴分了，它有它阴分的症状的出现。心烦，不寐。热扰心烦，为什么不寐呢，心不能得到安静，睡不着了，心阴受到热的扰，睡不好了。这儿有一个特点——反不甚渴饮，在气分证的时候不是大渴引饮吗？这个为什么它不渴了呢？再一个它脉也是细了，也不像气分证洪、滑、数，就是说日子消耗多了，身体也弱，所以渴是渴，反应的能力就差了。嘴干，也想喝点儿水，不是那么闹，人也安静了，也没劲儿了，舌头也红了，嘴是干，不是那么很渴，不像气分证大渴引饮的渴。舌绛，舌头是很红，就是绛红。同时舌上多半是津液差，也（是）干的，再重的时候就要裂了。脉呢，细数，脉是沉细数。到了营了，卫、气不是浮、中吗？到了营了就是按、沉了。所以脉呢，也沉了，也细了，也数了。细为血少啊，数乃阴伤。在内科杂病也是这样。外感一类的病呢，发热这些急性病呢，它也是，一到了沉下去了，就是到了营分了。再沉，再往下去，就到了血分了。脉也是细数了，阴伤了。或斑点隐隐，就告诉你了，到了血分了。到了营、血，营分的热逼得血出来了，皮肤能见到了红点了。所以一般的在发热病，瞧见斑点隐隐了，就考虑到营分的问题了。不是单纯地清……单纯地清气是不行的。用药（也）要变，在卫一种药，到气（另一种药），一到了营又变了。那么再厉害呢，还有谵语，时或谵语。心主神明，热到了营分，它通于心哪，心神受了障碍。所以轻则有些个昏迷，轻昏迷、重昏迷、重度昏迷，甚至于谵语。谵语就是昏迷之后说很多的……胡说了，就是说很重。皆营热阴伤之象。就是说，这个都是营热阴伤的象征。那么这个时候的治疗，不同于气分，更不同于卫分。治之必清营养阴，因为温病就是消烁阴分，所以它……温病就是热，所以老要有这种概念。温邪就是热邪，热邪到身上就是消烁阴分，所以越热就越重，日子越多，消耗阴分越大。这个时候必须用清营养阴的方法。不是卫分的疏卫了，也不是气分的清气，是清营了，养阴了。第二个，透热转气。那么这两个方法，一个——我就说第一类，正常地消耗营阴，这时候以清营养阴为主。第二一类呢，就是透热转气，这又是一个方法。营分证，我们首先要懂得透热转气。什么叫透热转气？接着待一会儿我们要讲，就是说热邪不是正规地、逐渐地消耗阴分，就是错误地治疗，或者是治得不合适，很快就入到营分了。这个时候清营不行，养阴也不行，必须用透热转气的方法。今天我们重点就要讲这个。因为清营有清营汤，有清宫汤，有增液（汤），都行，这个谁都懂。可是就是这个透热转气，始终不大清楚。吴鞠通他创了清营汤、清宫汤，这两个方子全是清营养阴。所以在《温病条辨》里，整本的一本书里，他重点的是清营养阴，重点的到了营分上说的是清宫汤、清营汤，没有讲透热转气，在我们呢，我就要突出地讲透热转气。因为这个东西很难，清营汤养阴、增液好办，是不是？舌面干了，舌质红了，脉细数了，下午发热重了，夜里热得更重，这是营热，（应该）清营养阴。可是呢，常常我们（的患者）几天就昏迷了，这个时候应该考虑到透热转气。清营汤、清宫汤全是治温热病，因为日久入营，吴鞠通讲的是这个。因为日子久了，消耗津液，消耗营阴，所以用清营汤、清宫汤。它并且要佐增液汤，主要就是津液不足，就跟今天我们大量的津液伤补给葡萄糖盐水（一样），给它点儿水分，因为它消耗水分太多了。但必须注意透热转气。我这要讲的，就（是）告诉大家重点的是透热转气，这个很难。同时这个方法也是太好了，就当成养阴液一样，用它是（因为）当初误治、错治，而达到逼邪入到营了，必须注意透热转气。底下就是讲这个透热转气，说热邪入营啊，来路不一。热邪入营怎么来的呢？很复杂。就是说透热转气讲了半天呢，很复杂，不是烧到阴就行了，它是各种错误治疗，就是错治，所以来路不一，临证审病，必详诊细参。就是说不是很简单啊，说昏迷了，我们用一个安宫牛黄，或者增液汤、清宫汤，不是，全不是。为什么这种病一治疗到病房里就错了呢？很快地就弄错了，甚至于死亡了。今天我们重点的就是讲的这个透热转气。

那么热在气分的时候，底下我们就要讲讲这些道理了，热在气分的时候，它煎烁胃阴，就是因为热盛，在气分的时候，所以它脉洪大，口渴，汗出，高热，消耗津液。这样啊，说是里热炽盛，里头热得太厉害了，迫津外泄，这个时候出汗。所以我常讲，白虎汤证要注意，白虎汤证也是两个，这洪脉也是两个。什么叫洪脉呢？来盛去衰，其形如钩，（这句话）它很有点儿道理。（赵老在黑板上画图，呈一倒"U"状图案，左外侧画了一些短横线，由下至上逐渐变短）这个是洪脉，来盛去衰，来的时候很有力，可是去的时候很衰，没劲儿。洪脉，我在脉学上给它列在虚脉，列在气虚脉里头。应该是热啊，你怎么搁在气虚里了？就告诉人们，洪脉，来着很大，它外强中干，后头是没有（劲）的。所以用白虎汤的时候老不能盲目地使几两石膏，因为它有气伤的一面，所以我们老（得）看这个脉来盛多少，去衰多少。在来盛百分之五十，去衰百分之五十，这还是正常的，在来盛剩了（百分之）三十了，去衰剩了（百分之）七十了，就要注意了，就是白虎加人参汤（证）了。以人参为主了，以益气为主。

因为在气分证热盛，开始是热，消耗津液，后头气都不足了，不但津液伤了，气也伤了。所以喘了，所以脉也没有力了。汗出也形成不是热的汗了，而变成阳不足、气不足的汗了。这个汗有什么区别呢？汗出来了，比较，头会感觉凉，再重的时候，越汗出的那大汗珠子，黏啊，黏汗，都是气伤了，津液都出来了。这个时候不能错误地、单纯地认为是热，而要懂得主要是以虚为主了，再不治就要阳脱了。那么，这个时候是迫津外泄，汗为心液，汗出过多，热不能退，它消耗了心阴，这样慢慢地入到营分了。那么一般的在这个气分证，消耗津液太伤，热并没退，没有治疗好，气也伤了，津液也大伤，所以逐渐就走到营了。热邪入了营呢，它以热消耗津液，伤阴，这是主要的，所以它的热型啊，是入夜发热明显，阴分热嘛。大家都知道，阴分热是夜里热，白天（阳分）热呢，一般是白天热。因为它津液伤得很厉害了，所以它脉形也细了，舌头也红了，刚才我们也讲了，就是入了营分。所以它入夜……夜间呢是阴气为盛，它的发热热型是夜里发热比较明显。那么营属血，因为营属血，属心，所以营热能够扰心，出现的是心烦不寐。因为营热，血热，心的热就重了，所以心阴伤，阴伤，阳就亢，所以睡不安。这种睡不安，吃安眠药不行，是阴太伤了，所以必须要增液。那么心烦不寐，就是营中的热盛，所以它虽然是蒸腾的营阴，并不感觉口渴。不像在气分证，（发）热，口渴，口干，脉洪大，不是了。因为它正气伤了，阴液也伤了，脉也沉下去了，舌也红了，舌也干了，甚至于舌要裂，津液大伤。可是呢，并不太渴。嘴干是干，就是反应很慢啊。人的动作也很慢了，甚至接近昏迷、半昏迷了。由于热并没有退，它内迫营分，（从）症状，热型也看出来了。同时呢，（因为热邪）迫到营（分），营热往外一打呢，皮肤常常有出血点，所以常常见到斑点隐隐，有斑点。当然这时候我们瞧着有出血点，就告诉你，当然从中国医学的理论，告诉你是热入到营分了，甚至于可能逼近到血分，跟血有关系了。那么是不是斑疹啊？还是麻疹啊，是什么呢？这个我们从中医角度，这个我们先不考虑，考虑它的病机是热入到营分。那么斑疹也好，斑疹伤寒也好，小孩儿的麻疹也好，病机是一样的，到了血分了。这时候要是入到营的时候，就要用营分药。所说的用营分药，不是说告诉你大量的生地、元参、麦冬、石斛，不是！也不是大量的犀角、地黄、芍药、牡丹，犀角地黄汤，也不是！有多少营热，我们用多少药，牢记住这一点，不是大量的犀角，不是！用药老要正合适，比例合适，过量就是错的！刚我讲了，正常地入到营分证，在温病也得十几天。假若几天到了营分证，多半是，一个是热太盛，没有控制住，第二一个，就是错误治疗，逼邪往深入了。

到了营分证，它的特点，皮肤有斑点隐隐，脉象呢？沉了、细了、数了，或者是沉细滑数，或者是沉数，或者是细数，甚至于有时候细数而无力。早期可能热盛，（脉）还有力，中期就力量差了，到了后期就没有力量了。因为营伤，血少，气也不足了。所以为什么我强调了看脉呢？你不看脉你就不知道标准。就刚才我讲到的洪脉，你看不好你不知道洪脉是什么，你想着就是暑热，你想着就用白虎汤就对了，全错了。你看看他的脉，来盛多少，去衰多少。去衰的多，气伤的多，要顾气。这个也是，营热很重，我们要大量地（用）清营汤，假若有一点儿，（那么）有多少病我们就用多少药。在内科，杂病，就是一般的病，其他的病，也是细为血少，数乃阴伤，也是告诉你，营阴伤的脉就是这个脉。那么这个呢，它是一个，是因为藏阴不足，热郁于内，是不是，到了营分了，告诉你了，有虚的一面了，营伤了。郁热呢，往里头去了，治疗的时候，一个是清营，一个是养阴。清营，因为营热盛，要清营；津液伤，我们要养阴。或者是透热转气，刚才我也讲了，一个是正常的，逐渐伤的，正气弱了，一个是（因为）错误治疗，或者热邪太盛，直逼到营分，很快。所以说**温邪上受，首先犯肺，逆传心包**，怎么就逆传呢？就是很快，到了营分。具体我们说病，目前我们看的病呢？就是现在的，春天的时候，流脑（流行性脑脊髓膜炎），头一天发热，下午就昏迷，晚上就神昏谵语了，身上出斑点了。我讲过，这都是伏邪，就是蕴热很重的。温邪上回我不是讲了吗？分两类，一类是新感，从外边来的，一类是伏邪，从里边出去的。多半是伏邪，蕴热很重，跟外边的新感结合上了，一诱因，一下就昏迷，高热昏迷，没有三天就谵语了。那么第二类的病呢，就是（应该）透热转气。（应用）透热转气的这个呢，就是（因为）错误治疗，（导致）昏迷了。

所以《内经》上讲了，"热淫于内，治以咸寒，佐以苦甘。"清营，就是考虑用清营汤，同时呢，像清营汤这些个都是咸寒啊，苦甘啊，这还要加上一些苦泄的药，生地啊，麦冬啊，元参啊，用这些个养阴啊，清营热，用这些药物。假若营阴重伤，气机不畅，加了甘寒养阴增液之品，同时，必须要气机疏转。就是说，我们用这些个甘寒药，用这些个阴分药，用这些个滋腻药，在临床上我常讲，不许用得呆板，必须用这个药能达到气机的通畅。就好比你吃了那么多东西你消化不下去，过多地用不行。就跟石膏似的，过多地用不行，**寒则涩而不流**啊，温则消而去之。你这必须使气机活动，能使三焦通畅，气机条达，给这药到身上之后，能够到周身，起了作用。你用的那些个药，用的那么凉，结果停留，它不能够吸收，倒起不了作用。

底下我要讲，说营热内炽，不能外达，说里头营热很重，它出不来，大概都是因为气机不畅的关系。所以我从第一次讲，在卫汗之，不许应用汗法，也是讲到气机条达，不许过（度）发汗，第二个讲到的呢，到气可以清气，不到气不许清气，也是让你气机要条达，三焦通畅，才能够病退。现在我们讲到营分证，入了营，脉也细了，也数了，下午发热，夜里重了，怎么样（治）？增液、养阴、清热，犀角地黄汤、增液汤、清宫汤，但是，多了不行。怎么呢？

多了之后，全是凉的，**寒则涩而不流**，气机不畅，堵住了，一句话，功能倒开不开了。你想让这个气机转，（它）不转，你还纳闷呢，我用了那么多犀角，怎么倒糟了呢？神志还不行呢。你给用错了，你把气机给遏制住了。这是学温病要特别注意的。过去我们也看到很多的老先生，（写的）书里头常常错误，包括了从叶天士到今天三百年，那么，这里头治疗，虽然叶天士说了，大家伙儿对于这一句话不理解，常常是错的。当然我们今天，我现在说的还不是我们今天，就是（一九）三几年，我那个时候刚瞧病的时候，那时候在北京市温热病很多啊，都会用石膏啊，几两几两地用，结果，全都（错了）。看到我的老师，我过去自个儿看到、碰到过这些个患者，全都太凉了，人脸也青了，凉了，动弹不了了。假如再加上湿，更坏了。所以，必须懂得**三焦通畅**。下边待会儿我要讲，入营透热转气，这些个，什么时候怎么样治疗。这儿我先说一点儿，要懂得这个。

凡是不能外达，凡是温热病，气机遏制住了，全是气机不畅。要懂得了气机不畅，不管在温病，（还是）内科，哪儿都用到这个。现在尤其是我们在杂志上也看到的，都是错在哪儿呢？错在量大。你瞧瞧，治肝炎，题目很好，我对肝炎怎么个认识，我就是大量用茵陈，原先用三钱五钱，现在他用半斤、二斤，他认为越多越好，就是错误的，都是气机不畅，遏制住了，所以说越治越错。所以往往在温热病，你用早了犀角，用早了安宫牛黄（丸），错了。所以我在"昏迷"后头要讲这课，在昏迷，要讲了，卫分的昏迷就要治卫分，气分的昏迷就要清气分，营分上的昏迷我们再使三宝。不是见昏迷就三宝，不是！

那么凡是，底下我再讲，在这个，入营的时候，有的时候是有一些个痰湿。它两个病，老不是一个病，素来就有痰湿，可是这个时候就到了营了。要注意，什么呢？你看看舌苔，不但红，上头还黏呢，就是说有湿，痰湿，我们要治痰湿。你一味地用凉药不行，给痰湿遏制住了，所以也气机不畅了。假如有瘀血内停呢？也不行啊。你不管瘀血了，你就凉了，增液了，甘寒、增液、育阴，就不行了。再有呢，比如说舌苔很厚，甚至于很黄，很老黄，五天大便不通，肚子也是腹满燥实坚，也是腑实证，你也不管腑实证，你也增液，不懂得他的津液伤是积滞、腑实，不懂。底下不通大便，不祛腑实，上头治标，增液，也是不行。那么最普遍的，就是食滞中阻。我们治温病也好，一瞧见昏迷，全忘了，就想着三宝了，一瞧舌苔，黄腻，黄厚，垢厚，分明是食滞，或者是痰湿滞，有停食，有湿，有些个滞。不管，也要错。湿浊，也都是不管，不管湿浊，也不管它是什么，就用滋腻药，这些都不行。一句话：障碍不除，气机不畅。

假若中间有了障碍，就是说气机不能正常地条顺，脉，你看看，假如说不很滑利，沉了，或者涩了，都是这个现象。气机不畅，就是入营之热没有往外达之路，病到了营分它出不来，怎么样呢？那么，就是在清营、养阴的同时，要有一个有针对性的，加入相应的宣畅气机的药物。那么这个呢，都是讲的入营透热转气的道理。你得，凡是看到津液不足，清营，或者养阴，必须要懂得有一个针对性的，加入一个相应的，干什么呢，宣畅气机的药物。有痰治痰，有郁治郁，有食去食，有湿阻去湿阻，甚至于有寒凝，或者吃冷东西了，在胃这儿凝住了，还要把它化出来。就是必须达到气机条畅，排除障碍，只要你懂得了这些个，能够排除了障碍，打开营热外达的这些个道路，这样呢，使入营的热呢，能够透出气分而解。那么，讲了半天这个呢，就是宣展气机的方法，在营分证治疗中就是透热转气。

那么透热转气的道理，一般的入营分两类，一类就是正常的，没有停食、停湿、停痰、停滞、血瘀，没有这些个，就是确实是，没有错误治疗，也不是过凉了，也不是给补了。常常温热病，尤其是十天，或是二十天，有时候一个月，或者我们碰到年岁大，七十岁，八十岁，耗了发热了一个月，第一个我们就想正虚。错了，郁热不解，你一补正，这热没法出来。天天我们看患者这样。为什么我总说得有临床呢？就这两天，我看了一个首长，很高级了，是一个大将，很高级了，有名的一个首长，八十三岁了，发热老是不行，后来他就托了好些人，就找我。后来（治疗）很简单，老要记住了，我就用宣透的方法，因为他很多的大夫在那儿，就是些个什么保健医，几个保健医在他那儿住着，就说您这药怎么这么用啊？我就说给（他们）讲了讲这个道理。我说宣畅气机为主，凉不行，红霉素不行，白霉素也不行，中药的凉药也不行。（体温）很平稳地就下来了。前三四天么，那紧张得很，天天让我去，行了，很平稳地下来了。凡是温病、热性病，尤其是湿热病，更要注意这个，不能凉，不能想怎么着就怎么着。老要客观，老要达到了气机能够通畅，这样才能治好病。所以我常讲，温病不是杂志上说，提出来截断疗法，早用安宫牛黄丸，早用三宝，这些个理论啊，因为很多人提，甚至于很（受推崇），因为是个老大夫提的，提了这么好几年了。很多中年大夫也跟着这个（观点）跑，说这个省事，是不是？我在河北省，在石家庄讲课，河北医学院的，那还是些老师呢，还是（大学老师呢），说：赵老师，您那太麻烦，这多省事啊，我们都赞成这个截断疗法。是啊，很好，这个好学啊。他说，学您这个太麻烦。我心说，就是那老大夫（的截断疗法好），他大概都没瞧过病，他要瞧过病，决不这么样说话。（我说，）我们不是

（瞧不起古人），我们这个透热转气就连吴鞠通也没明白。这句话（一出），（那些保健医）说，赵老师你太（自）大了吧？《温病条辨》（都）没明白？（我说，）没明白。你瞧瞧吴鞠通，你把书翻完了你瞧瞧，没谈透热转气，入营分他就讲了清营汤、清宫汤，因为那两个汤好办，现在更好（办）了，输液，打两（瓶）葡萄糖盐水给他，输液，增液么，是不是？可是你要记住了，（如果）有滞、有热、有瘀、有痰，你不治了这个，热退不下去。越凉越坏！你假如越敢用羚羊、犀角，越坏！用了三宝，坏了！本来这个病死不了，就因为用了你这个药，死了。停住了，**寒则涩而不流**，是不是？所以在这儿我顺便要说，别想着越重越好。因为现在杂志上也宣传这个，尤其是西学中（的人），说您怎么又攻击人家西学中（的人）啊？我不是（攻击）啊。就是（因为）他不懂得这些道理，他认为我这茵陈就是治肝炎，你开四钱哪行啊。是不是？他们老议论我，说，赵老师你那三钱、四钱老退不了热，治不了病，他用几两几斤，结果他治不好。

就在今年的春节，（大年）三十的头一天，我去了一个医院，看病。什么呢？那么这个，非得去。这个医院呢这个患者呢（住的）是个外科病房，就是咱们北京市很大的医院，外科病房。这个患者四十二度（42℃）啊，已经是热了十六天了，半个月了，这个医院太紧张了。这个患者当然条件也好，他就请来中西医的、外科的这些个有名的专家，都请了。说是四十二度（42℃）（的体温），用这么好的药，下不去，这可不行。据他们告诉我，说是昨天啊，我们讨论到五点了，最后三零一（医院）的外科主任提出来了，说这个（病），你们得（去）找一个人了，托个人。谁啊？找我。呵，他们说，三零一（医院）提出来的，（让）找您啊，不是我们非要让您去，您得给我们去一趟。我说，这个怪了，我也不认识他啊。说是高热四十二度（42℃）这么些日子，只有找这温病专家了。好么，这我也害怕啊，因为这不是开玩笑啊。我说我去给你瞧瞧可以，但是我也保不了。到那儿一去呢，我一看哪，（病）确实是重，我就开了一个方子。他们用的都是好药，我这方子一毛六，吃两剂，三十儿给我打电话来了，说三十七度六（37.6℃）了，好了。他说您非得来，我说你们瞧吧，你得（把）冰袋别往上搁，我说你再吃两剂就好了。真好了，就好了。

类似这些事儿呢你说是不是巧了，您大概治巧了吧，太不巧了，多了，我要坐这儿说咱们仨钟头说不完。（一九）八零年哪（一九）八一年的，有一个大医院哪，（上）外头别说啊，我在杂志上也没登啊。就是阜外医院，阜外医院心脏科，都是专家啊，（患者）安着起搏器，就是病态窦房结综合征，心循环得不好，跳得太慢了，加上起搏器。加上起搏器之后呢？这个患者就发高热，当时呢，阜外医院的陶教授，他是第一把手啊，就是说你得查啊，说已经开了（化验单了），有什么感染？结果从起搏器底下拿棉花球擦出来一培养，有绿脓杆菌（铜绿假单胞菌）。他说，糟了，敷料错了。大概是敷料的关系，就查敷料。结果确实是有绿脓杆菌。（查出来）绿脓杆菌呢，他当时就用最好的进口药，美国的抗生素，一天六百块，外汇。用了几天，不行。就给卫生部打了个报告，打了个报告就批准了。因为就四十度（40℃）的发热好不了啊，就天天儿一天是六百块外汇用着吧，三十天了，三六一十八啊，两万块钱的抗生素吃了，体温还是四十度（40℃）。那个时候就是给卫生部打了报告。好么，卫生部全知道了。当时我们就是那个吕局长，当时还是吕炳奎当中医局局长呢，他自个儿都去了，他到阜外了，所以吕炳奎同志是热爱中医啊。为什么我们关系好，他是真热爱中医啊。他去了，就问说，你们（给患者）吃过中药没有啊？（回答）说，我们（给患者）吃过啊。就拿出开的方子来了。那阜外医院呢，当时有好几个中医大夫，（开方的）这个是个老太太，现在是咱们李老李介鸣老大夫了。请的那个大夫是个女的，老太太给开的。开的什么呢？反正是开的补药，没好。吕炳奎回来了，就给我打了电话。他说，你有把握吗？我说，我没把握，我没瞧过这个病。谁瞧过啊？安起搏器之后，发热四十度（40℃），一个月没好。没瞧过。后来他就让宋治衡给我打（电话），他说，让我试试去。我说，试试可以，我倒不怕，试试可以，但是没治过。那么，他们接我，就去了，去了之后呢，这个宋治衡的爱人就在阜外医院，就在这第五病房当值。那么我给开了个方子。他们当时的那个主任姓胡，女的，医科大学毕业的。当时她说，赵老师，你给我们讲讲。我说，我讲什么啊，我说我连（这个）病都不会治，这个热退得了退不了，我都不知道。我说，讲什么，假如说真好了，我倒可以讲一讲。那么，过了两天以后呢，他们就来电话了，是谁来的（电话）呢？就是宋治衡的爱人，焦大夫是咱们这儿的同学。她说，赵老师，这个患者啊，好点儿，三十七度八（37.8℃）了。她说，您再给来瞧一趟。我说，甭瞧，今天我有课，我说：再吃我的（药）两剂。她说，您的药一毛五一剂。我说，再吃两剂，两剂不是才三毛嘛。给这个（药）又（吃）两天啊，吃完这三毛钱的药啊，好了，热完全好了。过两天，她又给我打电话，她说，我们主任请您。我说，怎么呢？不是好了吗？她说，好了也得请您，您得来一趟。车都让人开来了。我又去了一次。真好了，看了看。他们主任说，我们为什么还请您呢？说我们第三病房还有一个，也是安上起搏器发热，您再给我们瞧这个。这个（患者）倒是个年轻的（人），这个吃了一剂药就好了。你说，你怎么治的啊？你用的什么好药啊？一毛五你说能有什么好药？我这方子都是一毛多钱，要不说，人家非常不赞成我呢，说你这个老没有什么能耐，用一毛多钱的药。什么道理？就是他不懂得这个气机条达，也不懂得在卫分，你治营分治错了，我就治卫分了，我就把他的郁给开开了。我就让他气机条畅了。那么，春节这个也是一样。当然咱们不能说哪个医院，是不是？这些情况都是太多了，或者说，就有的是。一句话，就是你得记住，错了，就得认识！你不认识，就老好不了。

下边，我再讲一些理论。因为营阴伤，入了营了，营阴伤，热呢，也不能够外透，他的脉呢，是细、数、疾，舌呢，是绛、红、干、裂，口唇呢，是干的、焦的，大便是干的，尿是少的。是津液匮乏，气机不得转输，入营之热呢，无法外透而解。治疗的时候呢，应该（在）清营（药）之中加入甘寒的（药），像生地、麦冬、元参、石斛，像这些个，像花粉啊、西洋参什么的。假若单纯的一个营阴伤，用甘寒增液，这是正常的。就是不厌其多啊。王孟英他说过这个，他说营阴重伤者，甘寒濡润之品，不厌其多。就是说凡是津液伤，就跟给葡萄糖盐水一样，多给点儿不要紧的。让他阴（分）恢复了，热邪能往外透了，这就行了。一般我们讲这个热退不了，到了营分了，我们现在就讲讲什么叫透热转气。刚才我讲的呢，就是正常的，就是营阴伤，增营液，用甘寒，恢复他的津液，就行了。这是一个正常的（治法）。第二一个呢，现在我讲的就是要入营透热转气，什么道理呢？就是有其他的原因给阻碍了，我们并没有懂得这个阻碍，而是错误地又一面地给他按照营分证治疗了。所以说，热退不了，好不了。（原因）就是不懂得透热转气。

第一个，假若这个人，温热病，到了营分，可是呢，他不是按日子到的，因为他素来有痰湿内阻。我们老记住一个一个病来了，不（只）是一个病，常常是几个病因，或几个病机混在一块儿，你只看到一，没看到二，更没有看到三，所以治不好。就等于我们举个例子说，治个咳嗽一样，昨儿我那儿有一个患者，他天天儿咳嗽，他说，这中药我吃了可不少了，什么二母宁嗽啊什么的，很多了，没好。我说，我给你开点儿药就好了。你越吃那个二母宁嗽啊、养阴清肺啊、什么咳必、什么咳必净啊、什么的，反正是成药吧，都是治了一，有的是滋腻，有的是补气，像什么那个秋梨膏，都是甜的，假如有痰湿，更好不了了。凡是有痰湿的，老记住了，要治痰湿。这儿有一个例子最有意思了，就是咱们这儿函授部，小刘啊，她的爱人，肿瘤医院的王大夫，就是前二年了，咳嗽，咳嗽俩月没好。那么小刘呢就把他带到我那儿瞧去了，说，赵老师，您给瞧瞧吧。这个王大夫倒不客气，说，中药我可吃多了，二母宁嗽、养阴清肺，什么，尤其是养阴清肺膏，什么梨膏，他说，我吃了俩月了，这咳嗽就没好。他意思就是说，这中药就是不管事。我听着非常不爱听。我说，你怎么说不管事呢？我一瞧这舌头，整个的是寒湿。我就开了一个方，我就说，你吃这两剂，准好。他过了两天他也没来，过了两三天，我碰见小刘了，我说，小刘，你爱人老王那病好了吗？她说，您这一剂药就好了。她说头一天吃完，第二天就好了。后来我说，抓了两剂，那（第）二剂你也（让他）吃了吧。早好了。（就问）您这中医怎么治的啊？

你说中医能耐大不大？我告诉你，中医能耐大极了。现在天天我在外边瞧病，待会儿我去的又是一个，今儿我去（瞧）的一个北医三院的一个主任的爱人，得的是胰头癌，我给瞧的，这是个特别还请了我。（这）就是你们都不知道，中医水平啊，治疗上水平高极了，我就告诉你，这个小刘的男的吃的什么药啊？他（自己）吃了二母宁嗽啊，什么秋梨膏，我（让他）吃了什么啊？小青龙汤。真是麻黄、干姜、细辛，他完全是寒湿。一下子，那天我也火了，我说你真瞧不起中医，我心说，一下子让你好了。一剂药就好了。寒湿阻在这儿了，你不开不行啊。这个透热转气就是这个道理。你瞧瞧，李文华，喉癌，为什么那么多喉癌（患者）找我啊？李文华的喉癌，他化疗越做（越）不行啊，越做身体也不行了。去年吧，去年瞧了四个月，就好了。就是上个春节，我让他演（出）了两次，就行，挺好。不过，去年这一年他净喝酒可是，十大笑星，在长春，他倒说不出话来了，直着急。后来他回来了，说我净喝酒了。人净请他吃饭。现在又好了，我说不许喝酒。中医你们好好念，中医能耐大。

底下我还讲正文。你记住了，凡是有这些情况，老注意。因为痰湿内阻啊，你不治痰，你错误地用凉药。你想让他神昏（好了），你想用安宫牛黄丸（治疗），就错了。因为痰湿内阻的时候，他舌头不但绛，（而且）它腻，（舌苔）很厚，多半的人体丰、体胖，很胖的人。因为这个时候，他这热很容易跟湿、痰混在一块儿了，所以痰跟湿混在一块儿了，形成了一种，痰湿郁热结在一块儿。这个时候气机不调了。假若在这时候你不知道宣畅气机，也不知道化痰，你怎么着呢？你就给三宝，昏迷么，三宝错不了。你还说呢，买那个出口的，二十五块钱一丸的那个，你就会说这个。结果不行。假如遇到这（种情况）怎么办呢？昏迷了。什么叫透热转气？你就会开三宝，我开的不是。我开的可能是三子养亲汤，可能是疏卫，化的是痰，就好了。（大部分情况）就是（治疗）错了，不是中医不好，是你没学到手。像第二一类吧，像有瘀滞，血分瘀滞，那么这个时候，你看不到血分的瘀滞，而错误地又给凉药，舌紫的、暗的，是不是？那么这些个症状呢，就是说除了神昏，就是说热入到营分，除了神昏谵语的时候之外，他有些个血分瘀滞的（人），你先要用了活瘀、活血，先治了客观的病。往往就是那些个病在那儿了，它挡住了。你治了那儿，血分瘀滞开了，神志马上就好了。比如说吧，再举例说，说有些个腑实，上回我给你们讲了，我的老师，我小时候啊，五六岁啊，在我们家经常住着一个汉文老师。反正我四五岁、五六岁时，老师天天都给讲，讲什么呢？《论语》《孟子》。什么从《三字经》《百家姓》背起，小时候，就这么个老师。那么，就是在（一九）五六年中医学院开幕，他是（一九）五七年、（或是）（一九）五八年他来到这儿，他找我来了，就是高热，后来就昏迷了。我不是说不好办嘛，就用的承气汤，承气汤下去，拉了那么长的屎，烧（发热）才退了。这也是，他也是个阳明腑实，他有滞热，假如你不给这个滞热去了，你错误地给吃紫雪丹、安宫牛黄丸不行啊。是不是？那是假如（给）吃紫雪倒行，可是安宫牛黄（丸）越凉越不行啊。必须要有功夫。就是说是入营透热转气，他不是单纯的热邪入营，是有痰湿，或者积滞，或者瘀血，或者错误的治疗，阻塞了，必须把这些个解除了，之后三焦通畅，气机条达，这样呢，你再清营，（往往）这营也甬清，（自己）就好了。那么我再重复一句：**到了营分证，两个，一个就是津液伤的，吃清营汤、增液汤，第二一类，就是有一些个原因，阻塞气机，必须把这些个解决了，气机条达了，自然的神昏谵语就好了。**

下边呢，我再谈一谈这些个道理。不管它是什么道理，总要懂得热邪伤阴，营阴跟这个心的关系。高热到了营分就昏迷，昏迷么就要先找一找这些个阻碍的道理。有什么病，不管是什么，你也是透热转气，这些个道理。治本，什么叫治病必求于本呢？就是这些个道理。

下边呢，我就举几个病例，我说一说，你们都看一看，中医究竟在这个昏迷的时候，用这些方法，（是否）真是有效。

第一个，我先说我们本院的。我们本院的政治教研室吴老师，是政治教研室老师。（赵老翻病历中……）好像是（一九）六三年，我这个《温病纵横》里头记着这个呢。哦，这是（一九）六五年，这个政治教研室老师现在还在这儿呢，现在大概快六十岁了，五十多了。那时候她很年轻啊。这是一九六五年八月十五（日），到了协和（医院）的。她的婆母呢，是姓陈，当时是五十八岁，五十八周，是小脚的一个老太太，咱们一看就是六十多岁，很弱的这么一个老太太。那么当时呢，她住在协和医院。吴（老师）的公公呢，是清华大学文学（院）的一个教授，很有名的一个教授。那天呢，（记得）很清楚，就是在东直门医院找我，就是说一定得赶紧去，赶紧去给吴老师的婆婆看病。因为她的公公呢是个名教授，吴家茵老师呢又是政治教研室（老师），那时候我们一听政治教研室老师，（一九）六五年啊，"文化大革命"以前啊，那是特别比什么教研室都得尊重啊。所以快着去，直催我。我说，好吧，就到协和（医院）去了。到协和（医院）去了呢，人家协和（医院）那个大夫说得很简单，他说，你是东直门医院的？他说这个陈朱茵啊，她是流行性乙型脑炎。哦，我心说，流行性乙型脑炎咱们就治流行性乙型脑炎吧。这个大夫也不认识我，说，流行性乙型脑炎我们会治。哦。他说，我们先让你来，不是瞧流行性乙型脑炎的。哦，我说，那瞧什么呢？他说，肠子皮脱落。他说，现在她肠子皮已经脱到基本已经快不多了，到明天就要死了。他说，不信，你瞧瞧这显微镜里全是肠子皮。好，我一看真是肠子皮。他说，你今儿瞧这个吧。好吧。所以你们记住了，老别害怕。所以要说么，肠子皮（脱落），你说我没瞧过，没念过这本（书），没（听）讲过课，糟了，你就回来了。当时我（心）说了，我倒要领教领教这肠子皮脱落是什么样的。我说，咱们看病去吧，当然他也没客气，我也没客气。我说，咱们瞧瞧患者去吧。到那儿一看哪，这老太太，小脚，缠足啊，很瘦弱，一瞧像六十多了。很瘦弱，又病了些日子，黑、瘦；干躺着，昏迷，躺着呢。脉也没法瞧，待会儿，我一看吧，舌头都看了看。我说大便呢？他说好，您瞧瞧。这个老太太（盖的）单子就给撩开了。他说，你瞧，现在屁股流的这就是，这是抹出来的，您瞧瞧。都是肠子皮。后来讲，开药吧。后来，我就到办公室开药。后来，我一想这个事儿真是，应该怎么开呢，这药？当时我就给开了个方，比较重，这个方子很重。我一回来就跟我们医教部，东直门（医院）医教部啊，把这事就说了说。因为老太太准死啊，活是活不了啦。反正到了第二天肠子就没了，人家说得好，第二天肠子就没了，你还怎么活啊。他说，流行性乙型脑炎我们倒有药啊。第二天，没信儿。第三天来电话了，说，赵大夫你快去吧，协和（医院）来电话了，让你快去，还得瞧去。当时我就乐了，我心说，你没死，起码我知道了，你死了他就不请会诊了，就去了。到那儿，老太太热也退了，神志很好，坐在那儿了。吃了这药，全好了。协和（医院）说了，明天她出院，说再瞧（就）让家里瞧了。那么头几个月，我见着吴家茵了，她不是常来嘛，在咱们这一个院儿里头，她说了，我这婆婆啊，现在就仗着婆婆呢，八十了，连做饭带看家，看孩子。我（把患者）吃的药给你们念念。

　　你那吃的什么药啊，我们得瞧瞧。我给你们念念这药。那么当时呢，我给她辨证啊，我就这么辨的。当时是发热，恶寒，体温三十九度（39℃），汗出，恶心，只有两天，就神志不清，昏迷，烦躁，谵语，颈部硬直，脑脊液检查嘛，就是流行性乙型脑炎的症状。入院的第三天开始腹泻，拉肚子。经过它的培养——这都是协和（医院）的病历——大便培养出金黄色葡萄球菌，诊断为乙型脑炎并发剥脱性肠炎。治疗无效，同时还有……所以这样就请咱们会诊。第一诊是我写的：身热不退，神志昏沉，大便作泻，色黄，气臭，小溲黄少，舌绛龟裂，苔焦黄，脉细数。此为暑热久蕴入营，蒙蔽心包，积滞互阻，湿热下迫，气热互斥，营阴重伤。治宜清营养阴，开窍透热。具体的药我开的这个：葛根三钱，黄芩三钱，黄连一钱半，甘草一钱，石膏一两，竹茹二钱，菖蒲一钱半，郁金二钱，石斛五钱，紫雪丹一钱。后来我将方子里的紫雪丹又加了点量，又加到三钱。这个是病历。这是（一九）六五年的八月二十号……头一个是十五号，十八号我们会的诊。两天以后，二十号，我们第二次去：药后热退泻止，神志转清，溲黄，舌红，苔已渐化，脉弦滑数。拟用扶正养阴、清泻余热而愈。这个病呢，就这么好了，吃了这么两剂药。假若这时候我们没有正确认识，这个你说中医行不行，反正协和（医院）它是没法儿，咱们现在给他治好了，这患者二十多年了，还活着很好，说明这个病咱们治疗的还是不错。这个也算是"透热转气"的一类。

再一个呢，就是王雪涛，是个名画家了。这是一九八零年，他住在友谊医院。当时的情况是这样的，王雪涛在这次看病的两个月以前，到香港开会，世界上一个画展啊，请王雪涛来剪彩，因为他这年整是八十。去了在香港可能生活也不规律，去了没有十天就发热，回来了。回到北京之后就住到友谊医院，干部病房，当时就诊断是气管炎，感冒，有点肺炎，后来诊断就是肺炎了。素来王雪涛呢，就是高血压，冠心病，他膀胱上有几个瘤，就是早期诊断有癌症什么的。（一九）七七年做过手术——并没有大的手术，只是修补修补，还挺好的。入院诊断是这么几个诊断。当时呢，越治后来就有些高热了，昏迷了。因为王雪涛呢，是一个名画家，王雪涛的外甥是高阳文，当时高阳文是煤炭部部长，高阳文跟钱信忠——当时卫生部部长还是钱信忠——很熟识，高阳文就找钱信忠，一定派好大夫治，都昏迷了。钱信忠一听王雪涛的一张画在美国卖到一万美元——就是在（一九）八零年，中国的东西没有一个东西到美国卖一万元的，王雪涛屋里边坐着，可以一天画一万元。说这个是国宝，按国宝抢救，就给批了个条子，批到友谊医院。友谊医院一瞧部长批的条子，就成立了一个抢救组，把北京当时的这些个有名的内科主任都请了去了，就是没中医可是，全是西医。当时他们也跟我讲，就是说方案定得很好，就治疗。治疗到了腊月，快到二十七八了，王雪涛昏迷了已经二十五天，这时候重了，并没好（转）。这时候家属提出来得给会会诊，怎么抢救组也治不了了呢？当时就发现他血压太高了，二百，低下来又是零，这样呢，家里人很紧张。后来呢给他细细一查呢，心率很快，一百五十跳，一百七十跳，老停。友谊医院呢当时就认为是心力衰竭，老年心力衰竭，（给予）大量的地高辛，强心。这边高热呢还是（应用）抗生素，高级抗生素，友谊医院跟我说，凡是中国能够进口的抗生素，我们全用上了，没效。那么接近腊月二十八九吧，又细察了一回，组织抢救组又重新检查。高血压二百，低的（血压）呢是零。这个不好办。第二个心率一百五十跳，一百七十跳，老停跳，心力衰竭，不好办。第三个咳嗽痰里面看出来有霉菌，当时友谊医院大家伙儿就说了，不好办了，为什么有霉菌呢？就是因为这个抗生素（用得）太多了，把身上这些好的细菌都给杀死了，所以霉菌长得很多。说是现在黏膜、气管、口腔黏膜都要长霉菌，这人马上就要死亡。结果在腊月的三十吧，二十九、三十这时候开的紧急会议，讨论王雪涛的治疗方案。最后结果呢，一句话，"请中医会诊。"西医治不了了。通过北京市，高阳文，找了北京市的好多领导同志吧，就找我去了。到那儿呢——尤其是彭成，还是北京市秘书长，他是我的熟患者，跟高阳文高部长在我这儿一说啊，一听，吓我一跳。我说，这个病怎么到这阵儿找中医来了，你们早怎么不找中医呢？不是在友谊医院吗？后来我一听这个治不了，这个病咱们真治不了，合着等死了这时候啊。后来不管怎么样他让我去了。当时这个大夫叫戴学止，现在这个大夫上美国了。他说，王雪涛的病啊就是铁托的病，年岁大了，陈旧性肺炎，心力衰竭，他比铁托多一个昏迷。我说这个不是……我心说，这是拿我们中医开玩笑啊这是，咱们哪治得了这个？当时高阳文高部长就不让我走，非让我在这儿给开方。我到那儿，我说，仔细看看吧，我一看这面容啊，八十岁了，很消瘦，脸是黑的。我说撬个舌头瞧瞧吧，撬开舌头一瞧，这舌头啊，吓我一跳，很瘦很瘦，上边没有皮，连上边的表皮都没有了。就等于咱们那个鸡或者鸭子把皮撕下来，鲜血要冒一样。吓我一跳。我说，这个病怎么办啊？全都光剥，真是如镜，要冒血津儿的。后来我说我治不了，高部长说，治得了，赵老您别客气，重是重。我说，他现在脉都没了。他说，心还跳呢，我摸着呢，心（还在）跳。我说，心倒是跳，可这脉都反应不上来了。他说，那您也得开方。非求着我，让我开方。后来我也没法了，我说，你给我拿电筒去，我要看看瞳孔。假如瞳孔缩小，我就开方。瞳孔要是扩大，我可不开方了。那就很快了，没有几个小时就要死了。赶紧快拿电筒，一拿电筒我一瞧，两个瞳孔都扩大了。我说，高部长，您瞧瞧，这脑子连氧都没了，马上就死亡了。他说，那赵老您也得给开开（方），西医没法儿，就指望着中医呢，非让我开。因为他们这都一家子，这王雪涛是高阳文夫人的姨父。后来我想，得，开完了估计就得死了。后来没法儿了，那我说，快点开吧，开了一（个）方。当时我的思想就是用不了半个钟头就得死，一死了，你们这一乱啊，我都没地方走了，我还得坐公共汽车回去，你也绝不会送我。我心说，我啊，赶紧走吧。后来他非让我给开一个，我就想了，只有一条路，就是透热转气。我就开了一个，一个透热转气，一个增液。开了这么张方子。可是高阳文说了，我们这儿西洋参有的是啊，你加点西洋参得了，您给写上，我们灌点儿西洋参汤。我说，那也可以。说，加点羚羊（角粉）行不行？我说，行，加点羚羊（角粉）就加点。我就走了。我想这（人）就完了。正好正月初二，早晨，他们都去了，谁去的呢？就是彭成，他的老太太，跟高阳文的夫人俩人去了。八点就去了，我还等人给我拜年呢。她告诉我说：赵老，这患者好了。吓我一跳。我说，什么好了？哪儿好了？她说，醒了。我说，醒了我也瞧不了，我说就这心率，一百五六十跳，老停跳，心力衰竭，这血压二百，或者零，心力衰竭到这个程度，我也治不了，您给戴大夫说说。她说，心率现在是七十，血压是八十到一百一，都正常，就怕您害怕，全好了。神志好极了，就等您去呢。我想，瞧瞧去吧，顶多到头，患者好不了，这谁都知道。我就去了。到那儿一去啊，王雪涛招呼我，说，赵老，谢谢，谢谢。我一看，怪了，心里说，你真活了？我就给他号脉，脉也起来了，神志也好了，舌头也好了。这个时候呢，我就想再给开个方，我就嘱咐他，儿媳妇什么的，都来了，亲戚朋友的，给他吃这个那个，都想着吃的。我说，你们可别（给患者）多吃，一下子吃坏了，就治不了了。好不容易好了，我说，这不是治活了，是碰着了，他这（本来）活不了。后来他们这院长来得好，说这铁托（得病时）您要去啊，就非给治活了不行。我说，对了，这个就是透热转气。用的药呢，你们要有这本书就看看，大致我念念。

当时我的方子是这样的：我的辨证写了这么几句，患者年逾古稀，他就已经八十了，下元已损，热病已久，阴津大伤，痰热内迫，热邪深入营分。前所服药，全属寒凉。他全是凉的，（吃的）全是安宫牛黄（丸），中药吃了点儿，大概也是安宫牛黄（丸）之类的，羚羊、犀角，西药全是抗生素。气机被遏，肺失宣降，郁热内迫，营阴重伤。致使昏迷谵语，舌绛唇焦，咳喘痰鸣，形消脉细，诸证丛起。暂以养阴之法，求其津复，用宣气机开郁之药，以冀透热转气。药呢，第一个药是白芍15g，恢复他的津液。第二个药，天门冬和麦门冬，各 6g，润他的心肺。第三个是沙参 20g，益气，甘寒。元参 15g，甘寒，咸寒，增液。石斛 10g，养阴。可是我加了 6g 前胡，宣肺气，加了 10g 黄芩，又加上杏仁 10g，宣肺气。黛蛤散——他的痰挺多的，加了 12g 黛蛤散，痰多啊。川贝母粉 3g，羚羊角 0.5g，他们非要加羚羊角，（其实）后来不用加羚羊角最好。后来呢第二天不就好了吗？好了，我走之后，他们吃得太多了，吃西红柿——那时还是正月初一、二呢，西红柿，糖啊，面羹，后来又坏了一回，又昏迷了，昏迷（之后），按食复，又治了一回，后来就好了。

这就是一个很典型的入营透热转气的方法。咱们再讲一个（病例）。这些方法意思都是一样，咱们得瞧瞧根儿。天天我们瞧病也是，不打根儿老打不着。刚才举了几个咳嗽的例子，也是打根儿告诉你们的。咱们现在有个缺点，就是从现象上看，痢疾我就开个痢疾方，咳嗽开个咳嗽方，所以这都老是失败。

第三个嘛，这个是一九五三年，刚解放，那年就是乙脑啊，流行性乙型脑炎很多。我瞧的这个流行性乙型脑炎（患者）呢，是十五岁的一个男孩子，当时是跟我们有亲戚关系，十五岁的男孩子发热，高热了两天，后来恶心，吐，后来……因为（一九）五三年啊，六三年、七三年、八三年，这三十多年前了，我那时候才三十多岁，又是一亲戚的孩子，我也有点儿（担心），开了个药，开了个方，开了个方呢，后来我就（建议），因为他的哥哥就在协和医院工作，后来我说到协和（医院）查查吧。协和（医院）一查呢，是流行性乙型脑炎，乙脑。回来了——当时应该住院啊，第一个是传染病，第二个是协和（医院）住不起，一般老百姓住不起医院。回来我给开的药就吃了一剂了，买了两剂药，吃了一剂了。后来三点，他哥哥回来了，说卫生局打电话来了，流行性乙型脑炎免费（治疗），协和（医院）收（患者），大量地收。那么，这个时候呢，他就赶紧把他弟弟弄辆三轮车就给送去了，临走的时候呢，我这药呢，他母亲就赶紧就熬药，赶紧把这二道药又吃了。最有意思的是临走的时候我这儿留的紫雪丹，很贵啊，好几毛钱一钱呢，老太太说，紫雪丹别糟践了，赶紧给孩子搁嘴里头，赶紧拿水就灌下去了。这两剂药吃完了上的协和（医院）。那么晚上到协和（医院）之后呢，大夫都下班了，六点多了，到的病房。人家说，今儿个我们不给药吃，明天早晨八点大夫查病房，再给你药，你回去。这个病很重，时时有死亡的可能，你告诉我，你们的公用电话。那么这家子呢，他的哥哥嫂子们，就在公用电话旁边在夜里边等着，等这电话，等着也不来。后来这个患者的姐姐，早晨天刚亮，天也热，五点多钟就到协和（医院）了，到传染病房了，跟这个孩子的母亲（一块去的）。去了之后呢，人家护士正好有值班的，就问，你找谁啊？（他们）就说，我们瞧这个姓吴的小孩。护士就跟他们吵起来了，就说，你们给这孩子吃了什么了，十一点钟就拉，拉了一床，好，我们刚弄利索了，三点他又拉了一床，这一宿，就他这一个患者，把我们全体值班的都折腾死了，这才刚弄完。就埋怨他们。那时候尤其是这协和医院也大，人家嚷，这家属也不敢说话，就在旁边听着。结果，吵完了就快六点了，人家都吃饭去了。他姐姐跟他妈啊，就上他这床边上来了。那时都有蚊帐啊，怕有蚊子嘛。到那儿，她这兄弟就叫她，说，大姐。哟，怎么明白了？我好啦！饿呀，就是，你快给我买点儿吃的去吧。说，你拉了一宿？我净拉了。也知道不敢吃，就买的香蕉、苹果，买了这么几个，回来就给他吃了，吃了之后，给那核儿又给拿出来了。拿出来之后，赶紧走吧，待会儿八点钟再来吧，人家刚跟（自己）吵了半天。八点去了，人家说，你出院吧，全好了。热也退了，神志也清楚了。你瞧这两剂药吃的，全好了。合着到协和（医院）那儿一宿拉了两回。热也退了，也出了汗了，这暑热退得也（真快）。我这诊断的全都是暑热，用的都是些芳香啊、清透的药。

这个方子我念一念你们瞧瞧：一九五三年九月六日，发热四五天，两天来加重，体温三十九度七（39.7℃），头晕，恶心，呕吐，项强，神志昏迷，大便两日未通，舌绛，苔黄厚，小便短少，两脉沉、滑、濡、数，暑温、湿热，逆传心包，用芳香化湿、凉营开窍，求其热退方法。药物呢，佩兰四钱，藿香三钱，生石膏五钱，连翘三钱，竹叶、竹茹各三钱，菖蒲二钱，郁金三钱，黄连二钱，银花五钱，半夏四钱，六一散四钱，紫雪丹二钱，分两次吃。紫雪丹不是吃了两剂嘛，合着一天吃了两剂，结果白天到医院，穿了刺，诊断是乙脑，晚上临上病房以前又给二道药吃了，所以很快，一宿泻了两次，第二天就好了。这个呢，也是一个流行性乙型脑炎。看起来都是透热转气，当然我这书上写了四五个，五六个的，还有呢，那么这时间呢，就不早了，就说了这几个病例，说明（治温病）入营用透热转气的方法，来得快极了。就是找出根，从根上拔。老不是热了退点热，说是剥脱性肠炎吗，就止点泻，都不是。今天我们就讲到这儿，下次再讲。

第八讲

扫一扫，看视频

（黑板：心包者，心之宫城也。热盛阴伤，津液被蒸，煎烁成痰，最易成热陷心包证。其舌绛鲜泽，又见神昏谵语者，即是心包受病。由于手太阴传入者，又称逆传，病在手厥阴也。手厥阴之病，最易传入足厥阴肝经，而见动风之证。）

（今天我们讲）第八讲。那么第八讲呢，主要讲的是神昏谵语。那么这一段的原文呢，是心包者，心之宫城也。这儿讲的呢，是心包，那么一般从中医的认识，啊，心包，就是受邪，因为心不受邪啊，受邪则死。这是中国医学在很老的《内经》里头啊，比较年代很远了，它这么个认识。说，心不能受邪，心要受邪就死，所以老说是心包，是这样的。说心之宫城也，是心的宫城。心在里头是君主之官，君主受伤了那国家就亡了。那个年代很远了，这么个认识，这是一个认识。那么热盛阴伤，因为热盛，温病是到了心包了，到了营分了，所以阴伤。津液被蒸，因为热盛之后，阴液就伤，所以津液就被热煎烁，所以能够蒸腾。煎烁成痰。怎么成的痰呢？就是这里头是有热，上头是津液，津液受热的熏蒸啊，所以津液从稀变成稠了，变成痰了。那么这一点呢我就要说明了，常常咱们说痰热，上什么蒙心窍，说没有痰，患者说我不咳嗽啊，人家说我不咳嗽啊，你怎么说我有痰呢？这一点儿要做一个解释。因为温邪是热邪，人正常呢，这津液比较能够循环啊，它是比较稀的，因为热盛啊，把这津液一煎熬，成稠的了，这样变成痰，是这么个形成的痰。因为一津液受到热的煎烁成痰，最易成热陷心包证。因为痰呢，闭住心窍，这都是中医的这些理论，待会儿我要讲讲，这些个理论怎么样分析，怎么样认识。我们假如这样（说），人家会问我们很多的问题，所以有时候把心呢，我常讲，就给（和心包）混合了。中医讲的心，是一种理论，西医讲的心，又是一个心的本身，心脏。那（是）待会儿我要解释的。所以这样呢，就是说是煎烁成痰，痰蒙心窍，所以（发生）热陷心包证。这是中医的（理论）。因为在我们今天讲，甭解释，都懂，热入心包。可是假如给西医大夫讲，或者给一个一般的、没学过中医的人讲，就很难理解。往下边把这全文简单地说一说。其舌绛鲜泽，所以我老说啊，必须看脉、舌、色、症，你要抛除这些个东西，无以为辨。什么叫辨证啊？我们把辨证，不能错误地认为，就这么一想就算辨证了，这都是错的，是不是啊。说热，发热了，昏迷了，我就辨了，辨了吃凉药，这都是错的。它的客观依据，第一个是脉，第二个是舌，第三个是色。这些东西都在客观这儿摆着呢。脉我们一瞧就瞧出来了，舌伸出来我们也看见了，面色一看也看见了。所以症状我们再来分析，这样才是客观检查的依据。因为过去很多的西医就说了，说你们中医啊，就是老大夫经验啊，过去我在研究院就是，我在中医杂志编辑部的时候，他们都是西医啊，他们都说您就是经验多，您今天变这个药了，您这就是经验啊，所以我们老治不好，您一变这个就能好。他认为就是经验。我说不是，我说我们中国医学啊，根据这个脉、舌、色、症，我说你看的就是这么一个症状，我看的是脉、舌、色。所以这样辨证。因为它舌，在卫分舌白，在气分呢，舌就黄了，就干了，到营分了呢，它就鲜红了，再深一点了呢，可不就绛了。属于红、深红。同时，应该干，舌红（属于）热盛阴伤，应该干一些个的，可是"鲜泽"，这儿有毛病了。一"鲜"，鲜泽说明什么呢？说明是有津液。（有）津液呢它才能够泽，才能够滑。什么叫泽啊，光泽啊，滑润。舌面红是红，还是滑。从这儿看，就是有痰，有湿，有郁，有热，到血分，到营分，是这样解释的。又见神昏谵语者，即是心包受病。它不但有舌头这样的客观情况，脉呢，入营，浮、中、按，到了按的部分了。神志是昏的，谵语，这是一个心的，邪陷心包了。所以说这个就是心包证，心包受病，那么它呢，是由于手太阴肺（经）传入，又称逆传。那么一般我们不是讲吗，温邪上受，首先犯肺，逆传心包，所以叫心包啊，从发热很快昏迷，这叫逆传。底下当然我要解释这些细节。这是逆传，正传呢？到胃，到肝胆了，到肠了，这是正传。逆传心包，它是逆传，病在手厥阴也。心包呢就是手厥阴。手厥阴之病呢，最容易跟这足厥阴肝（经）有关系，所以同时能够见（到）动风的症状。这是我们从字面上这么样了解的。

下边我们就要讲一讲我们进一步的认识。那么这一段呢，关键讲的就是神昏谵语，说邪陷心包。那么第一个我们在中医的认识啊，（对）心的认识。那么我们现在讲的心包，刚才我讲了，说心不受邪，受邪则死，这是我们古代医学就这么认识的，跟现代医学根本不同。我常讲，我跟患者也讲，我跟临床的大夫也讲，中国医学的心，不是西洋医学的心，中国医学说的心包，也不是解剖学说的那个心包。是什么呢？它是心包是客观的有那么一个心包，可是它讲的神志昏迷的阶段，就是邪热入了心包，假若真是我们解剖了之后，给心包给热搁那儿，是不是昏迷这个是绝不可能的。就等于今天我们瞧的肝病一样，所以这些年啊，我就说我自个儿的认识。那么就是这些年来吧，从（二十世纪）五十年代说吧，六十年代，一直到了今天，这个新中国成立以后的三十几年，各个医院，那么党的政策是发扬中医了，中医到了各个医院（里）了。因为我们中医的水平并不一样，有的确实经过很细致地学习，系统地学习，有的呢，不但中医学得不错，现代医学知识又有，有的呢，就是普通的，都弄不清现代医学，都错误地就把（中医的）肝跟（解剖学上的）肝都混了。人家说肝炎，他说肝气，混了。因为肝炎是客观肝脏的炎症，咱们说的肝病呢，说属木，说木主风，风主动，这个肝，是中国医学说的东方甲乙木，是这么个概念，肝为藏血之脏，肝阴……肝得血而能养，肝呢，假如血少了呢，所以抽搐啊，动风啊，这都说明是肝的病。这就是说肝脏，肝脏本身，有了些个炎症，就是肝炎，并不能把他（说）的肝，说成中医的肝，肝气，常常就这么错了。是不是？老太太生气，心里憋得慌，肝胃不和，或者愣说了，说您这就是肝病，结果呢，多吃糖，全是错的。所以我们要认识很清楚，中国医学的肝，不是西洋医学的肝，那么反过来说，中国医学的肾，也不是西洋（医学）的肾。就等于……因为这些年我很（有）体会啊，不管到哪儿去，这肾炎就给人家吃八味地黄丸、六味地黄丸，认为肾炎就是肾虚，这也是中国，就是搞中医（的人）里头，对于现代医学认识不够，错误地就用八味地黄丸、六味地黄丸，甚至于参附汤，结果肾炎解决不了。那么通过我自个儿的过去呢，在东直门医院管了这么些年，一直到"文化大革命"前，始终管病房，搞临床，就是很多人，大部分都这么治，结果全错了。后来我就根据我的观点，根据脉、舌、色改过来的方法，现在疗效就很好。都是一样，很多的重病，我们不能从想象上说是肝病，就说是西医的肝，错误地认成是中医的肝了。这一点我要说清楚，人家说的肾炎，也千万（记住）不是什么肾虚，绝对不是。这一点要清楚。我们再返回来，再说心，那么心呢，是一个，我们念过解剖学了，它是一个循环系统，那么它的功能呢，就是打血，这都是循环。那么假如说心有了病，心脏病，现代医学说的心脏病，就是循环系统有了疾病，或者说心脏瓣膜本身，或者说心脏本身有了病，这是现代医学知识。那么中国医学呢？说心不受邪，所以在我们中国医书里头，不讲什么心的病，就是心包，说心不受邪，受邪则死，所以讲了心包。心主神明，中医说，心者，君主之官，神明出焉啊，肺者，相傅之官，所以把心、肺说成是这么一个关系，跟现代医学没法结合啊。咱们说是思想，思维，心，是不是啊，精（神），尤其是大脑的思维，咱们说是心，说这人心眼好，心眼不好，有心眼，没心眼，说的不是心脏本身的有几个窟窿，而说的是脑子的思维，所以有时候就混了。那么这儿也是一样，我们现在为什么要讲这个呢？常常混，当然心脏我们现在还好，人家心电图不正常，咱们不能说是，哎就是啊，可以给个养心汤吃吃啊，是不是啊。不要把这两个理论愣给结合在一块儿，不明白的时候，我们搞中医，就说中医的，心者君主之官，神明出焉，凡是神明受到外邪而有了疾病，就是心受了邪，这样讲的。心本身不受邪，所以心包络呢，在温病里头讲，热陷之后，形成……心包络呢就是内陷心包，所以把它心包的病，就把它认识成神昏谵语。所以这一点要弄清楚了，是不是啊。那么我们常在叶香岩的《外感温热篇》，说是温邪上犯，首先犯肺，上回我们讲了，逆传心包。这个逆传，不是到了心脏里头，他所说的心包，就是昏迷，轻昏迷、重昏迷，都是心……受了这个病。所说的心脏，这边说是思维就是大脑、神志的方面，受了病了，是这样的一个解释。在这段呢就讲啊，我先要解释这个，心，现代医学跟中国医学不是一个观点，啊。所以上次在大会堂，那么日本有一个代表团，荆村舜天堂，他们的团长呢，在这个大会堂讲了几句话，我认为他讲得很对。他说啊，他说我听了……他在咱们这儿听了中日友好医院那儿，听了一天的报告，他说千万啊，别把心哪，弄成解剖图，这样，就是可能这个就不好。他说中国医学，是一种哲学，他说它的认识，是一种哲学，他说现代医学是解剖学，他说你把这两个互为一讲啊，乱了。讲的这个。所以我们一定要懂得，我们讲的心，我们讲的肝，就是说我说你患者，说您这老太太，您是肝气啊，您血虚啊，您肝阴不足，您肝阳上亢，所以您哪，您脸红，您着急，您是肝阳亢。你把这肝阳亢错误地说您转氨酶高啊，澳抗高，三 T 高，糟了，就糟了。是不是有这样的？太多了。你到外头瞧瞧去，有时一开这方儿咱们就着急。所以为什么有时有些人就抓住你呢？就是不懂，这两个是两个体系，千万不要愣给连接在一块儿。所以很多人，本来就生气着急，错误地（又）多吃糖，他说三高么，高糖、高蛋白、高热量么。你说对么？搁到中医这儿就错了。所以我们千万不要这样解释，要规规矩矩的，中国医学就从中国医学解释。

肝，体阴而用阳，肝阴不足，以血为主，所以肝实，血（不）得养，出现的痉挛证，等等的。肝阳亢，肝阴不足就肝阳亢，肝阳要是虚呢，就（会）出现（双）目流泪啊，这些个四肢冷，就是肝阳不足，要懂得这些肝阴肝阳。所以我在（一九）六二年，写了一个治肝的十个方法，就是从肝阴肝阳解释。当时我写的意思呢，就是……那个时候咱们东直门（医院）也好，研究院也好，治肝硬化，治肝病，治肝病他们就乱了，理论也说得很乱。我（就）写了这么一个（方法）。因为不好说人家，人家岁数很大了，我就像治肝的十法，肝阴、肝阳、肝体、肝用，是体阴而用阳。肝为藏血之脏，体是阴的，而用是阳的，阴不足阳就亢。所以发脾气是肝阳亢。那么我记得写在哪儿了呢？写的就是韩一斋老中医的一个学术思想。也就特别写治肝十法。因为中医研究院治肝，咱们东直门医院也是治肝啊，咱们这儿也是治肝，就是乱了，他把中医肝搁成西医肝，就乱了。这儿我要解释这个。

下边儿我要讲的就是这一段，心包的这一段。心包为心之外围，它有行君主之令，它管的是神明，所以它是代心受邪的。这是中国医学。说心不受邪，受邪则死，有了病邪是心包受邪。外头宫城，就等于北京城一样，原先皇帝住在紫禁城，紫禁城外面呢就是北京城，紫禁城呢就跟一个包络似的，它是一个包络，外围，（邪）进了紫禁城这个君主，皇帝就完啦。温邪犯心，则心包先受。说温邪，不是逆传心包么？所以它温邪太热了，能够犯到心，心脏受病。这儿我再讲，温邪呢，两类，一类就是温邪太重了，就是现代医学的流行性脑脊髓膜炎一样。昨儿个发热，或者上午发热，晚上孩子昏迷了，身上呢，红点儿出来了，出血点。什么呀，脖子硬了，吐，昏迷。什么呀，流行性脑脊髓膜炎。你得现代科学知识你得有啊，现代医学理论你得有啊，一瞧就是流行性脑脊髓膜炎。中医是什么呀？逆传心包。温邪上犯，逆传心包了。上犯的道理呢？为什么这么快？两个，一个就是伏邪、郁热太重，新感的温邪一来，跟里头结合上了，一下子就昏迷了。这是一类，就是说是温邪过重，一类。第二类，就是防御机能薄弱，防不住，温邪一来了你防不住。所以再结合里头的，再有伏邪内热，结合在一块儿，很快。你还纳闷呢，不是温病也得待几天呢。所以要注意。为什么我从第一天反复地讲，发热病不能看成是伤寒，现在我让我们这几个研究生也讲，还写这个，发热病不是伤寒，不能看着发热病就是受风，就是受寒，错了。发热病要懂得是口鼻吸受来的温邪，我们讲的温病，还有伏邪内热的，伏邪，发出来的，这个感染性疾病，还有传染性的疾病，都有发热发冷。你甭管流脑（流行性脑脊髓炎），脑炎（流行性乙型脑炎），就是痢疾，就是疟疾，就是肠炎，就是痢疾，都有发热啊。所以千万千万不要说外行话！有一分发热，或者说有一分恶寒，就是表证，这种话太幼稚了。我，你们瞧，我跟你们讲清楚，我说的话不要和别的老师讲，人家讲伤寒的，你愣告诉人家，你说，赵老师说了，这个不对。伤寒就是汉代医学，咱们讲的是清代医学。今儿个我讲的是温病结合到临床的传染病，感染性疾病，是不是？发热，夜里头的寒战，胸疼，咳嗽，铁锈色痰，什么病？肺炎。你翻开西医内科学你瞧瞧，寒战，胸疼啊，没有发热呢，还寒战得了不得，咳嗽，吐痰铁锈色，大叶性肺炎。白细胞一万二（立方毫米）（12×10^9/L）以上。你这个尝试都没有，你净知道桂枝汤、麻黄汤，那就太差了。就不是在我们今天，二十世纪八十年代讲的温病学，也不是今天我们的中医，我们要求的中医，是跟科学性，要完全符合科学，经得住现代科学的检验。所以我常说，我瞧病，这边西医你检查。张广厚，肝硬化，在中日（友好医院）治了四个月（赵老会诊，中西医结合治疗），西医说了，全正常了，出院。出院半年，又经过中日（友好医院）检查，首都医院检查，三院，北医三院检查，都承认，肝功能完全正常，这才算正常。就跟我治白血病、尿毒症一样，肾炎、尿毒症，（痊愈）得西医说，是不是？不但（得）没有蛋白，（而且）尿素氮得低下来，得正常。说你这儿净吃八味地黄丸，尿素氮都一百零几了，一百多了，你还愣说好了，这是错的。那就是错误的。我们中医学院毕业的，我们是研究生，这样说话，糟了，你整个给中国医学否定了。我治好的肾炎，就是肾炎，经得住（检验）。尿素氮检查，尿蛋白的检查，尿（中红白）细胞，（还有）这个管型，都得没有。症状，不但症状没有，（要）经过考验。这叫医学。不是治俩症状，不是有点儿恶寒，你就说受风，有点儿发热，你就说什么什么，都是错误的，不行！得经得住现代医学的考验，也就是非常符合（二十世纪）八十年代的中医。我们（的温病）是八十年代的温病，我们不能（只）说吴鞠通，我们把《温病条辨》念了就行了，我说，我不讲《温病条辨》，吴鞠通，我们不是看不起他，我们学我们的祖先，可是我们要超我们的祖先，超出张仲景。我们尊重我们的医圣，我们尊重叶天士，尊重吴鞠通，可是我们不该就在他（们）的（水平上）停留着。因为吴鞠通瞧的病，没吃过激素，现在一瞧病都是，我一天八片激素，你怎么办？我们吃什么药过敏，怎么办？我们得跟得上形势。

翻回来还讲。那么，心包受了邪，热陷心包证啊，就是什么呢？就是热邪伤了营分，伤了阴，在这个基础上，又加上一个，痰热蒙蔽心包，又加了一个。一个是外热来了，第二个就是痰热来了，里头来的。怎么来的痰？刚我不是讲了吗？说素来没痰啊，我这三天也没咳嗽，你怎么说我有痰呢？就是我们正常的津液受到温邪的煎熬，把这个津液熬成胶一样了，黏了，黏稠了。那么它里头这个痰热怎么样呢？上蒙，出现神志不清，就是轻（度）昏迷，重度昏迷。所以说一度昏迷、二度昏迷、三度昏迷、四度昏迷，出现这些昏迷的症状，在中医讲是痰热蒙蔽，是不是？神昏了，你说中医说这么说，你愣跟人家西医讲这是有痰了，说这是心里有痰了，这不是告诉人家可笑了嘛。中国医学的理论，我们在大会上讲，在世界上讲，我们要说我们中国医学的理论，因为内里有痰热形成的昏迷，你别往心上说啊。那么，这样么，因为痰热蒙蔽了心包，堵塞了心窍，心窍郁闭，那么这个时候呢，因为心窍郁闭了，这个热怎么样，就好比心窍就跟那门似的，闭住了，之后（热）不能够外达，心窍那儿闭住，（热）不能外达。所以这个时候是我们中医的一个病机。那么在心包，在营分，痰热蒙蔽心窍，怎么样，内扰心神，出不去了。就等于这屋热着呢，这屋有五百度的热，你老关着门关着窗，封得很严，你这热三天出不去，可能过三天，不是五百度了，而是一千度了。越热越郁，越郁越热，是不是？人的病就是这样啊。本来昨儿个热，这里头有五十度，那么过了三天可能就一百度了。什么道理呢？热郁，热闭。所以我从开始就给你们讲，温邪不是用凉（药）就行，说温邪是热，热到里头呢，不是用单纯凉（药），要开郁，要开窗、开门，给这热要放出去。为什么反对早用气分药、早用凉药呢？我常讲，我天天治温病，我搞温病，天天瞧，可是不许（错误地）用凉药，意思是说，不许你早用，用的得合适。不是刚有一点儿热，你不开门，你就在屋里头搁多少冰，不行，是不是啊？我父亲小时候就告诉我，说屋里这么热，你搁上两方冰，就是跟这桌子这么大的一块冰搁这儿，（赵老以手示意冰块大小，有如面前讲台）屋里头不能凉快，他就跟我讲，你必须给门窗开开，让空气对流，很快就好了。当然，这是很朴素的一个常识，物理（常识）。可是你不懂这个，天天就错在这儿。我们天天，我到各医院去看病，各医院发高热（的患者），就包括昨天我讲的，那么大的医院，发高热，四十二度（42℃），热退不了，说，您开的什么方子，一毛六啊？我就开（郁），那方子就开开门，开开窗，不着急，两天（体温）就下去。又吃两剂就好了。说您有什么绝招啊？不是绝招，就是中国医学道理。为什么我反对截断疗法？我老说，凡是嘴里提倡截断疗法，就是说有热早用凉药，越用越多越好，我说他没有临床经验，没有中国医学知识，甚至成了——就是庸医，就是这个道理。那么，就是由于热郁不开，神昏谵语，甚则昏聩不语，就是说，什么叫昏聩不语？就是从二度昏迷，到了三度、四度昏迷了。神昏谵语是热扰心神的结果啊。从温病的角度说，是热扰心神的结果，当然，很多了，腑实上蒸也是，就是从温病，卫分证，逆传心包这样说，是由于热扰心神，是这么样的结果。其在温病不同阶段，就是不管温病在卫、气、营、血哪个阶段，只要是热邪扰了心，都可以出现神志昏迷，神昏谵语，或者重昏迷，从一度、二度、三度、四度，甚至于能够到死亡。很多人——这句话我说的比较广泛，可是就是这个（道理）——很多人就是昏迷，而老吃凉药，死了。我们（这样的例子）太多了。我要举例，就我们这院儿里，我就能告诉你，谁谁谁的母亲，就在什么医院，昏迷了。很巧，就（是）一个老师，就是前年吧，他妈就是暑天受热了，热了就是发热昏迷了，昏迷之后呢，他找我去了。（不巧）我上青岛，到青岛去讲学，反正是热天么，（我）没在（北京），那么继续打，还是打抗生素，后来插气管，我回来之后么，一问他，他说，死了。你说，对吗？这样死的太多了。什么道理呢？就是不开门不开窗，愣拿凉的压，郁滞住了，结果出不来了，插气管，气管再出不来，窒息而死。都这样。

那么阳明腑实内结，也能形成（神昏谵语），那么要通腑。就是你要看啊，不是都是。为什么我说不能够用三宝，必须用的话，用三宝（也要）在合适的时候用，不在合适的时候（用）全是错的。腑气不通要通腑，邪热上冲，熏（蒸）心包，要把这个邪热撤了。若神昏谵语而舌绛者，此为热陷心包证。那么，就是说，是神志昏了，舌头很绛了，在卫分舌白，在气分呢，舌黄、干，到营分了呢，舌就红了，到血分呢，舌绛了，紫了。那么在这个时候呢，郁热到了血分，可能重了，舌就很红、很绛了。可是叶天士说了，说舌绛而鲜泽者，包络受病也。所以叶天士在这个《外感温热篇》里写了这么几句，他说舌"绛"，而"鲜泽"，这个要弄清楚。所以为什么我强调说要看舌头呢，最近，我写了一本《温病浅谈》，大概最近正在印。那么《温病浅谈》里突出写的什么呢？突出写的是舌苔。就是告诉你，这样的舌苔怎么治，什么样的舌苔怎么治，把卫、气、营、血四个阶段的舌苔，大概写了有这么一百多，告诉你怎么治，什么病机，又怎么用药。那么，舌绛是到了血分、营分，而鲜泽，就是面儿上很鲜亮，很光泽，一望就是痰。跟我临床的我们这些同学就跟我，我说你看这个，这个就是滑，这是糖吃多了，这个你瞧，光泽，这个是痰，一望就是痰。一望呢，带很厚的黄厚（苔），这就是食滞。你这个舌头上，把这个病机表现得清清楚楚，可是你不看，脉也形容得很清楚，也没细看清楚，所以往往就错误治疗。

那么舌绛而鲜泽者，包络受病也。王孟英认为，悦泽为痰，无痰舌必不泽。王孟英也是温病大家了，他说泽啊，说舌头上光泽，就是痰，对了。我再加点儿，加注解，薄滑，没有神昏的，薄滑，这个泽，是湿，是郁，可能是跟糖有关系。现在人都吃糖啊，就这些小孩儿，舌头上（光得）跟油一样，那么光溜啊，（吃）糖（的原因）。再有一种呢，舌上是水，一吐舌头这水往下流，这是水饮。再有一种，舌，面上是，虽然是热，舌头是裂，可是上头水滑，这是热饮。泽而黄，光泽的，这是痰湿。所以必泽，热没有痰它就根本泽不了，光泽不了。其痰为热烁液而成，痰怎么来的呢？就是，这都是王孟英的话，说热烁津液而来的。热陷心包，病势迅猛，津液不得敷布，而热邪熏蒸，煎烁而成痰。痰随火势而上，极易成为热陷心包证。所以中医的认识，就是说是痰火郁热上蒙心窍，所以很快就形成昏迷。

那么下边我再讲。说热陷心包证啊，由于手太阴而传入者，又称为逆传心包，就是说热陷心包啊，从手太阴肺（经）传来的，就叫做逆传心包。什么叫逆传呢？就是针对着顺传而言的，有逆传就有顺传啊，什么叫顺传？就是从卫分，到了（肺），就是说温邪上犯，首先犯肺，手太阴肺，从肺这儿来，下行，怎么样呢？到了胃。从胃，到胸膈，胸膈（到）肝胆，就是说从上焦传至中焦，由中焦传到下焦，这是正常的。就跟我常讲，温邪应该从卫、气、营、血，上、中、下，这么慢慢儿传的。这是一个顺传。就跟吴鞠通说的，始于上焦，终于下焦，这是正常的。假若不是这样，就是逆传。什么叫逆传呢？是指由太阴肺（经）传至足厥阴心包（经）的，一句话，就是热刚从卫分进来之后，经过呼吸道到了肺，他没传到胃，他一下就昏迷了，就是（逆传）心包了，至这厥阴的心包络。那么刚才我讲了，是不是到了心那儿了？不是。是不是心包你打开瞧瞧，没痰。就是中国医学理论就认为痰热郁闭，神志昏迷了。因为心主神明啊，神明受到邪了。所以说，心不受邪呢，热邪侵犯到心包了。心包络的意思就指这昏迷，就这么个意思。

手厥阴心包络，到这个时候了，就叫做营分证。就直中，逆传心包，就一下就往里来了。道理呢，刚才我讲了，两个，一个是温邪太厉害，一个是防御机能不好，抵抗力不行。所以说，为什么抵抗力不行呢，就是有伏邪内应，干扰。是不是？外头有病，可是里头伏邪也有病，内外结合起来了，这样很快。其原因主要的有，这么个道理，说心与肺同居上焦，为相邻之脏器，肺主气，心主血，气血关系非常密切，很容易相传。这些个理论都是我们想的，说心跟肺都在上焦，挨着很近，所以到了肺容易到心。意思就是说不是拿解剖学这样讲，还是由郁热，外头的郁热来，里头的郁热重，上蒙心窍，就这样昏迷了。

下边我再讲。若平素痰湿较盛，说这个人啊，素来痰湿很重，痰湿呢，阻滞了气机，最容易与热相结合，痰湿呢，随热势而上，很快形成了痰热蒙蔽心包证。还是这句话，很容易，痰跟热，上蒙，所以形成痰热蒙闭心包证。

下边我就讲，举例说啊，说暑热邪气，来势迅猛，说暑天的热邪，我们老记住了，在暑天的热邪的时候，来的时候很猛，是不是，天气也热，走的路又热，这个时候，可直中心包，形成暑厥之证。那么为什么能形成这样呢？天气热，人走的路又热，津液呢，老出汗，老排泄汗，所以汗排泄到了最后了，津液伤到一定的程度了，形成虚脱，形成暑厥，人倒了。暑热是暑热，在初起的时候，身体很壮实，外头这个日光很热，人出汗。在汗出的时候呢，津液缺乏得很厉害的时候，很容易虚脱。就是上次我讲的，白虎汤证很容易就形成白虎（加）人参汤（证）。上次我特别讲洪脉，来盛去衰，就是这个道理。我们看到洪脉，不要认为就是热，而是想到马上要虚脱，看看舌，看看脉的力量，看看来盛多少，去衰多少，要注意。白虎汤很快就用白虎（加）人参汤了，再很快就（要用）参附汤了，正气要脱了。就是这个道理。主要的就是误治伤阴助热，或者是闭塞气机，那么主要的就这么两个，一个热盛，伤阴，一个是痰湿，不管什么道理，闭塞气机，痰也行，湿也行，郁也行，滞也行，凡是有邪的东西闭塞了气机，怎么着呢？逼邪内陷，就是逼着它邪往里走。

误治之中，就是很多，说你给我说说，都有多少误治啊？太多了，是不是，什么闭塞！也太多了。就等于我上次讲，入营透热转气一样，入营犹可透热转气，就是误治。天天我们到外头会诊重病，当然昨儿个发热，今儿个不用你会诊，很重的病，都是误治，都是错治。就是上次我在这儿讲的，甚至于以前我来这儿讲课，所讲的外头会诊的重病，都是（误治）。那么最常见的，就是一个卫气不开，多么重的病，都是由轻（病）来的。凡是病老好不了，都是错误治疗。是不是？由于错误治疗，你又不认识，所以越来越错。现在很容易，发热退不了，吃激素，是不是？发热先吃抗生素，抗生素是各种的好抗生素，消炎。中药呢，是大量凉药，清热解毒药，甚至于三宝，羚羊、犀角，都错了。错了还不承认错，加激素，十片激素，热还退不了，更错，越治越错。结果输血，又错。

那么，现在呢，一般从理论上讲，最常见的错误，第一个就是误汗。什么叫误汗呢？我始终讲这个，就是你不懂得，一个发热病，有伤寒，有温病，也有暑湿，也有内伤。你不懂，见到发热病就知道开桂枝汤、麻黄汤，发汗。这是错的。是不是？我刚讲了，古代的伤寒，在汉代，麻黄汤、桂枝汤、葛根汤是可以这样治的，到了金元，刘河间时代就反啦。刘河间就非常反对，他说古方治不了今天的病，刘河间就说得很对，五志化火论啊，它这都能化火啊。说这个，这些个全能化成火，怎么又可以吃这些个辛温桂枝、麻黄呢？是不是？所以刘河间开始用表里两解，像防风通圣散啊，什么六一散啊，以凉为主，表里两解。这就是在刘河间时代，金元，就是十四世纪左右了吧，那个时候就反了。那么到了明朝，吴又可，《温疫论》时代，那是对于《伤寒论》那是更否定了。我说的这话不是我赵绍琴反对《伤寒论》啊，我说的是吴又可。吴又可在明朝末年的时候，灾荒太大了，一个国家到了亡（国）的时代都是太穷了，经济崩溃，人民不能吃饭，所以处处是逃亡啊。所以有大的疫证，所以从华南，到了华东，到了山东，到了河北，全是瘟疫流行。所以你看吴又可《温疫论》里头，注解里头，它有这样（的字样），说是在北京城啊，朝阳门，现在的朝阳门现在还叫朝阳门吗还？就是原来叫齐华门。朝阳门的棺材排队出城啊。这得死多少人啊，这北京城里一天不知道死多少人了这。什么呢？瘟疫。瘟疫（医生）不认识，错误地治疗，误汗，就等于温病、热病，你错误地认为寒病，辛温解表，解表，这都（是）误汗。所以说误汗是个大的错误，我们老不许想发汗，我们看到一个发热病，决不能单纯地想发汗，不能单纯地认识就是伤寒，就是着凉，就是受风，不行的。必须要懂得温邪口鼻吸受而入。所以吴又可就反对发汗法，他就提出来这个温邪是口鼻吸受而来，不是受风。他说这一个村子，一个乡，没受风啊，怎么全这个病啊。所以他反了，就是中国（医学），就是医学的进步。叶香岩呢，在康熙四十四年，叶香岩这时候就出世了，叶香岩就接受了吴又可这些个观点，病从口鼻吸受而来的，它不是着的风、着的凉啊。那吴鞠通的《温病条辨》又是继承了叶香岩啊，到了这个薛生白，跟这个叶香岩差了时间不长，所以就提出了湿热病，这又是进步啊。意思就是说温病就是说热病，不是寒病，进来就是热，不要辛温药，不许发汗，不许解表，最忌解表。所以温病最忌解表，温病最怕伤阴。所以，这个凡是温病学家，都提出来，有一分阴，就有一分生机。阴伤到亡了就完了。所以说要保阴啊。所以，为什么到了清代末年，民国的初年，都是在北京地区，我看着全是生地、元参、麦冬。像这个春季的时候，开方子，都想甘寒育阴。上来是辛凉清解，甘寒育阴。那么看看清代末年到民国的初年，就是说是一九二几年、一九一几年，就是一九一几年，我看的那个方子，看我父亲的方子，全是这类方子。所以那个时候，在民国十年以内，那时候全是斑疹，全是猩红热，北京叫做痧疹，南方丁甘仁他们叫做烂喉丹痧。俗话叫做瘟疹，叫做痧疹，那很厉害，都是（以）热为主，都是些个热。所以说第一个就是误汗，要懂得，是不是，千万别尽开桂枝汤，尤其是在春季，人家孩子嗓子肿了，扁桃体（发）炎了，你错误地开桂枝汤，你一下就死人了，明儿个就昏迷啊，你给他造的啊。脑子出毛病了，热（邪）上（蒸），入了脑子了。所以，流行性脑脊髓膜炎就是热进了脑髓了，所以，为什么脖子硬、吐啊，要是懂得这些个，我们温病要是懂得这些个，脖子一硬一吐，就是脑压高啊，颅压一高呢，马上就吐得厉害。这个时候要懂得，要有能耐。什么能耐啊？吐得这么厉害，你怎么（让患者）吃药？你要没有真本事，你这药你吃不进去，你这药还没吃到嘴里，（就）全喷出去了，所以我让你们学临床，学本事，在这儿呢，发高热、昏迷、抽风、吐、脑压高、脖子硬，你不敢动，这个时候开了方子让他得好，你要有把握才行。第一个就讲误汗的错误，要懂！

第二一个，误用寒凉。就整这些个青、链霉素，上来发热，就青、链霉素、红霉素、白霉素，是不是？误用寒凉，再吃安宫牛黄丸什么的，就错了。寒之后呢？**寒则涩而不流**啊，热退不了。所以轻者低热，重者昏迷。所以再假若湿重，全身浮肿，再湿再重，气也不足，泄泻。所以我考研究生，我出题，一出这个题，就给我答参附汤，谁也考不上。它是郁热啊，热郁，就是寒凉之后，把它遏制住了，郁热往下迫，所以泻肚了。这时候必须疏卫，让它气机条畅，是不是？你给我开参附汤，错了，开什么止泻（方），错了，全错了。他就不懂得卫不疏，气机不调，湿郁不解，下迫，形成泄泻。所以老是，又是错了。说是寒凉错误的太多了。大概我统计统计，就最近五年里头，到各大医院，治高热昏迷，百分之七十到八十是这个。为什么人家说你赵绍琴的药就一毛五呢？我就治的这一毛五，我就把这昏迷给治好了。

第三一个，就是滋腻药，就是什么呢？你不懂，你想着我来点儿生地、元参、麦冬、石斛，这个甘寒育阴，保险。温病么，你还真懂得点温病，可就是你不懂得气机调畅，你错误地大量增液，怎么样呢？增液之后，气机不调，或者再有点湿，你又没看见，舌头那儿润你瞧不见，明明告诉你头胀，舌头润，周身酸懒，胸脘满闷，脉象濡软，你都没瞧，你还当是温病阴伤呢，你给这个甘寒育阴药太多了，气机调畅的药没有，所以形成怎么样，拉肚子，好不了。本来人家应该五六天好，结果十二天低热不退，怎么了呢？你又说了，可能您是心肌炎，可能您又是什么什么病，结果实在不行，给人家扣一个，什么狼疮啊，胡给加个名儿，给患者，甚至于要了人家的命，浪费很多钱。

那么就说是这一段就说是啊，热陷心包啊，就是说是常常出现错误治疗。所以我们看病，老要记住，不能错误治疗，假如弄不清，不能乱开药，更不许开重药，力量大的药不许开。

下边我再讲。温病忌发汗，忌辛温，假若你不懂得温病的道理，错误地用了辛温药，解表，辛温药伤阴，辛温药助热，不懂，错了。汗为心液，误汗亡阳。汗为心液，汗出过多呢，心阴受伤了，阴伤呢，怎么样呢？阳就亢，所以心阴伤了，心阳亢，亢则化热，神志……逆传……内陷心包，又是邪气逆传，又给内陷提（供）了一个很好的条件。很快，本来没有内陷，不至于昏迷，让你这两剂药吃成昏迷了。就是说你，汗出过多，伤及心阴，心阴伤，邪气呢，就是给逆传，给内陷提供了一个根据。所以吴鞠通说啊，说："太阴温病，不可发汗，汗之，汗不出者，必发斑疹。"讲得很清楚。吴鞠通对于温病研究得是很深，他说，不能发汗，汗出了怎么样？发汗，汗不出者，是郁热重了，迫到营分，所以必发斑疹啊。这个时候营分热，他就要出斑疹。那么这个时候呢，这个斑疹，不是人家病真出斑疹，就是你给造的，你给造成了斑疹。"汗出过多者，必神昏谵语"，斑疹还不错呢，就是热在营分啊，那么清营，退热，就好了。你再重，怎么样？神昏谵语了，昏迷了。就是你给制造的。

下边。温病邪在肺卫，病轻邪浅。刚开始的风温温病，或者是新感的温病，就在第一阶段，卫分证。从口鼻吸受，到了肺，就是卫分证，有一点儿寒热。这个时候你就应该用辛凉，轻清。（黑板）辛凉，风温上犯，治以辛凉，佐以苦甘，这是《内经》的句子。辛开，凉呢，清，什么叫轻清啊，就是要很轻的药，桑叶、菊花——桑菊饮，用轻的（药）来清它的热。辛凉轻剂来清热。为什么我天天儿我反对，大家伙儿给我讲这个辛凉解表，他们一跟我讲这个辛凉解表我就跟他们讲，我说你们怎么老讲啊，我给你们讲了多少年了？辛凉是清解，是轻清，是疏化，到今儿个温病教研室的人，还有说辛凉解表的，所以就看出来了，他就没有临床，他就不懂。所以我就老着急，我说，你们为什么不临床？所以我在院务会提出来，必须临床，是不是？念了那么些门课，你们本科班念了好几十门课，三四十门课，我说你们怎么老不抓这临床呢？必须用辛凉轻清的，来清它。所以说治**上焦如羽，非轻不举**啊，你这个时候，你非开上石膏干什么呢？有时候 3g 桑叶、菊花，有 1g 薄荷就够了，用不了五分钱的药，你非给开那么些个药你给。治上焦，所以都用花，银花，轻清的，叶，可是你非用重的，把上焦的病治到中下焦去了。花了钱了怎么样，给人家治错了。在这儿呢，始终，在这温病课我就要提出这个。那么辛凉轻清，用桑菊饮的时候，银翘散都不许用，就是必须这样，干什么呢？来清热，来疏卫，来开门、开窗户。给这卫分热给开出去。热去营卫通畅，自然微汗出而愈。这个热郁，有一点儿辛就行，有那个 1g 就行，薄荷，2g 就行。过去看我的老师，看我的先严，他就是开二分、三分薄荷，五分就比较算重的了。现在我们开薄荷，随了便了，就是一点儿也不懂得这个温病的道理。那么轻清的怎么样呢？让的是门开，让的是窗户开，微微地汗出而愈。说怎么出了汗了呢？我讲过多少次，这个汗不是吃桂枝汤的汗，这个汗也不是盖上被窝，喝了什么汤面的汗，这个汗不是让他出来的，吃药不让他出汗，让他荣卫通，让他三焦畅，让他气血调，给热去了，心里踏实了，汗（就）出来了。

所以我说举个例子说吧，你瞧大叶性肺炎，吃了那么些个，西医治吧，抗生素，青霉素、链霉素，到了六七天了，热退了，汗出来了。这个汗不是发的汗，他没吃阿司匹林，什么呢？热啊，炎症消了，荣卫调了，皮肤潮润了，头上有一点小汗，就好了。这叫做正常的汗。过用寒凉则闭塞气机，邪反不能外透，而内闭入营。重了倒错了，形成昏迷之变。所以你要是错了的时候，热往内逼，形成昏迷了。

那么再说说。说滋腻之品啊，壅滞气机，常有留邪之弊。就是说滋腻的药，尽量不到阴伤的时候不许用。我常讲，白虎汤可以用，你千万别给我加上生地、元参、麦冬，可是就是气分热的时候，你别给我加那个。假如气分热也撤多了，津液伤了，舌面上干了，脉也细了，阴伤了，这个时候也不能用那么些石膏了，要甘寒育阴了。一定要弄得清清楚楚，脉要看得清清楚楚，舌要看得清清楚楚，症状要分析得清清楚楚。

那么假若把这个邪热从这个，推出去，郁热开开这个卫，卫分开一开，撤了，这就好了。不容易（让）邪再往里走，这样就可以不容易形成昏迷了。这儿呢，我再讲一个病例。那么，就说是这个，有这么一个患者，温病误用寒凉，入营的这么一个医案。那么，一九七四年，这么一个患者，男的，五十岁，患者发热五六天，由外地转入，入院了。入院以后呢，发热待查，这样入的院。治疗了四天，用过中药，那么第一个药用的就是生石膏、知母、瓜蒌、连翘、生地、元参、花粉、茅芦根、生牡蛎、犀角、羚羊（角）、安宫牛黄丸、紫雪丹等药。这个必是念过温病啊，全是温病的药，可是用的时候不对，哪儿有这么用的啊？是不是？所以说脑子就是没有尺寸啊，什么（都）不懂啊，是不是？所以这个大夫，你说他，他还不爱听呢，我用的全是好药啊，他说错了。所以，这些个没有理论没有知识的这些个庸医杀人啊。那么之后，吃了好几剂之后，根本不见效。同时，又翻回头来用西药，青霉素、链霉素、卡那霉素、四环素，甚至于，什么好的抗生素（都用）。效果呢？还是不行，（热）退不了了，你越用凉的越退不了了。所以你记住了，越用得多了（越退不了热）。你别用了。所以我常告诉我们年轻的（大夫），他往东走走不对的时候，你别往东了，你来了你还想了，他说，我那白霉素用了（无效），你再用那先锋吧。你别跟着他走了，他就是瞎子，你还跟着他走？你先坐那儿，你好好地分析分析，是不是？辨辨证，要看看脉，看看舌，仔细地看看。他错了。为什么你说人家错了呢？

他要对（的话）早治好了，他二十天退不了热，能到了四十度（40℃），就说明他没治好，必须换法子治。我最近吧，就拿这一个礼拜吧，尽是这个。有一个地位很高的一个首长，就是热，人家非找我，哎，他说，你是温病专家啊。我说倒不是这个，别那么客气，我说我不敢当。他说，你给我瞧吧。都用凉药。后来我去了怎么（治）好了呢？说起来也很可笑，我就用了淡豆豉、山栀、前胡，就这么几个药，没凉的，连翘、银花都没有，芦根都没用，我就知道你用的全是好药。很容易，就是跟反掌一样，就好了，第二天就好了。是不是啊？又（吃）了一剂药，全好了。

　　还说这个病，啊。辨证呢这样写的，<u>神志不清，热势不退，两目不睁，唇焦色深，前板齿燥。</u>你看看。用那么些药，多少凉药啦？什么安宫牛黄丸，你全用了，怎么倒前板齿燥了呢？唇焦还挺深的，眼睛都不睁了。记住，这可就要糟了，眼睛不睁就要糟了。望诊先看眼睛啊，五脏六腑之精气皆上注于目啊，这眼睛要一不睁了，你就要注意了。舌瘦，质绛，你说不是营分热吗？龟裂无津液，干得跟龟裂一样，什么叫龟裂啊，就跟那王八盖儿一样裂的，一个方格一个方格的。张口困难，就是嘴都张不开了。<u>脉呢？</u>是沉、弦、滑、数，沉下去了，很小、很细、很滑、很数啊。<u>此属误用寒凉，气机为寒凉所遏，</u>这个诊断就对了。你记住，浮、中、按、沉啊，怎么卫分证（脉象）一下子就下去了呢？就说明治错了。三焦不通，升降没有路，温邪被逼，深入营分，你用的凉药太多了，为什么津液倒没有了？怎么那么干呢？舌头、嘴唇那么裂呢？就是说，因为你太凉了，寒则涩而不流，温则消而去之。太凉了，津液到不了了，成了寒了都。<u>势将内闭外脱，</u>要坏了就，人的正气也就完了，你用凉药用得气机不调了，循环都循环不了了。<u>治宜调升降，以利三焦，宣气机，求其转气，</u>又得透热转气。这透热转气啊，说真的，整天我就用这个，来对这个发热病。药你用的什么药啊？第一个，<u>蝉蜕 4.5g，杏仁 6g，前胡 3g，佩兰 9g，菖蒲 9g，茅芦根各 30g，片姜黄 6g，白蔻仁 3g，半夏 9g，通草 1g。</u>两剂热退身凉，脉<u>静神清，遍体小汗出而愈，</u>你说我用的这是什么药啊？你说有用吗？让你说哪儿如人家的方子啊？我这个方子开了，再小一点儿也就是一两毛钱，人家吃那么好的药（热）也没退，（吃了我这药）就好了。所以老记住了，错了可不行。你别想着好药，当然人家大家伙儿都批评我，说赵老师那药老是一毛多钱，他老不开好药，不是。所以你看看不是好药，不是犀角、羚羊、人参就好，你都给开上那药，就错了。

　　底下，按语：<u>此为温热病误用寒凉，气机为寒凉所遏制，邪无出路不能外</u>

达，内闭入营。是这么一个道理。只要气机宣畅，三焦通利，邪气外达之路能够畅通，入营之热即可外达。是这么个道理，不是药贵，不是量大。本案曾服多种的寒凉滋腻之品，热虽入营，但营阴伤得不太重，症见呢，齿燥舌干，舌瘦龟裂没有津液，什么道理？皆因气机被阻，三焦不通，升降无路，津液不能上承所致。治以宣气机，故而见效。湿热误用寒凉、滋腻入营，只有以温中通阳、芳香宣化的方法。那么底下呢又加了几句，说这是温热病，假如（是）湿热病呢？湿温病呢？那更不行了。这个药都不行，更要温了。那么今儿个呢就讲到这儿。

第九讲

扫一扫，看视频

今天我们是继续接着上一次的讲。因为上一次呢，我们讲了半天心包，今天呢，我们就想讲这个，昏迷。因为我们（只有）十次讲课啊，所以我说，这个比较复杂，那么下一次呢，再讲一个题目，可能就差不多了。

这个昏迷的问题啊，是个大问题，所以我想搁在哪儿讲呢？本来我想搁在最后讲，后来可能就怕最后讲不完，拖得太长。那么今天呢，我连讲，再结合临床上我看的病，这样呢，我给大家伙儿谈谈呢，有一个进一步的认识。不然的话啊，也形成了一个错误的认识，就是说一般看到了昏迷，脑子就很简单：三宝，越凉越好，羚羊、犀角，是不是啊，都是这些个。

那么一般说啊，从这个，天儿热了，从六、七月到七、八、九月，就要出现乙脑（流行性乙型脑炎）。那么最常见的就是乙脑。现在么，流脑（流行性脑脊髓膜炎）的昏迷也是不少。那么这些个昏迷的病啊，我们应该怎么认识？我们具体的呢，就从乙脑那儿谈。就是乙脑啊，因为我们很常见了，那么它的昏迷啊，乙脑、流脑，这些个昏迷都接近。我讲的就是，凡是昏迷病，必须要懂得卫、气、营、血这些个阶段，不是看到昏迷，就是什么。当然现在这个流行性脑脊髓膜炎，说是春温，是一个温邪上犯，首先犯肺，逆传心包。两天，或者一天，或者甚至于上午发热，孩子就吐，这么着就来了，来了下午就昏迷，有的时候很重。就跟中毒性痢疾一样，我们讲温病讲的就是传染病啊，是不是？通过温病的学习，你们千万不许说，说这个传染病我没瞧过，不会瞧，这不行。因为温病就是传染病。我们常看到了。你比如说，痢疾吧。我呢，记得我在一九五二年，我看到的一个小孩儿，就是（痢疾）。我当时住在北池子，就是口儿里头的一家（的）小孩儿，发热，来了就吐，恶心。我当时一看昏迷这么快，我说是中毒性痢疾，我说，你是不是带着孩子上哪儿吃过什么脏东西？他说，是带着孩子吃白薯啊，去玩儿去了。那么那个时候呢，还没有痢疾，（天气）刚热，好像就是六月天，刚热的时候，"五一"（5月1日）以后啊，不是到了什么……已经"六一"（6月1日）左右了，这我记不太清楚，反正就还没有很广泛地发现痢疾的时候，这个孩子就发热，就抽风。后来请我去了，我说，这个孩子啊，一定是中毒性痢疾，我说现在赶紧治疗，我说你可以查一查去。我老有个想法，因为我们是中医大夫，在一九五一、（五）二年的时候，大概他们一般老百姓也不承认，说您这个中医怎么能够诊断一个中毒性痢疾呢？所以我说，你赶紧到儿童医院，那个时候儿童医院只是在（旧址），就是说，是还是这个北京（儿童医院），还是没有到西郊这个呢，就在前门西边那个，在那儿呢。到了那儿之后呢，那儿大夫说这时候哪有痢疾啊？让患者回来了。当时患者就回来了。后来，我给他写了一个病历，我就根据他热的情况，根据他的症状、呼吸的情况，我给他写了一个（病历）。我说，你赶紧回去，查一查，要求他查一查。那么，这个时候这个患者就又回（儿童医院）去了，回去了拿着我这个介绍信，我底下盖上一个，就是我的诊所的一个图章，我说，肯定要查查大便。结果到那儿就查大便，真给查了，弄点盐水给肛门打（进去）了，（结果）出来之后，中毒性痢疾。什么呢？他发热，没有见痢疾就抽风，抽风就吐，所以这个东西很清楚，就是一个中毒性痢疾。就跟这乙脑、流脑一样。

那么今天呢，借这个机会，我就谈一谈呢，昏迷，怎么个认识。那么我主要这个稿子呢，还是想重点写的是流行性乙型脑炎。那么凡是乙型脑炎，就是大脑炎，那么它的昏迷啊，比较常见，也多见。他的症状啊，一般就是发生在六、七、八（月），或者七、八、九（月），一般是七、八、九（月），就是蚊子比较猖行的那个阶段。假若七、八、九月，我们看到了一个发高热、昏迷（的患者），第一个我们就应该想到，是不是大脑炎，流行性乙型脑炎。那么这个时候我们要进行检查。处理呢，绝不是什么乙脑的特效药，千万别这么想，因为我们老想着什么什么（病），就是（用）什么什么药，不是。我们是个中医学院的学生，我们是搞中国医学的，我们处处不能离开脉、舌、色、症，我们（也）不能放弃了西洋医学的这些个观点、检查，当然我们应该有条件，假如这时候我们在医院（有条件的话），我们假如看看腰椎穿刺，这都是不算什么，我们应该做一做，从穿刺（液）里头看一看里头的这些个糖啊，压力啊，要看看这些个。可是我们重点搁在辨证上，（中医的）辨证论治上。

一般的流行性乙型脑炎，大概的特征，就是一个高热，头疼，脖子硬，喷射性呕吐，昏迷，大概就这么几个症状。发高热，天儿热，或者是两天了，头一天到不了你这儿，恶心，吐，发热，第二天不好，昏迷了，家属就着急了，就找大夫，上医院。那么咱们一摸这个脖子这个情况呢？就（知道）百分之八九十是乙脑。虽然有个别的不同的病例，症状表现有轻的重的，里头有一个差别，一般说，往往出现不同程度的昏迷，就是高热、呕吐、脖子硬、喷射性呕吐，这个之外，大概有些个昏迷，轻昏迷，或者（神志）模糊。那么开始呢，有的一下就昏迷了，有的慢慢儿来的，像头晕啊，恶心吐啊，神志有点模糊，逐渐地伴昏迷，逐渐地昏迷。那么轻的时候呢，只是一些个烦躁，急躁，那么有点儿反应迟钝，说什么话它弄不清楚，重了就昏迷。一旦出现了昏迷，那么，就要特殊地重视，这个病。不管你是中医，也不管你是西医，不管你在大医院，或者小诊所，（都要）特别重视。那么，我现在呢，就把这个解决昏迷的问题，作为一个主要矛盾，也谈谈它的治疗的关键。按照中医的传统理论，神志的改变啊当责之于心，上次我们讲了，心为君主之官，神明出焉，是不是啊？我们上次特别解释，所说的心，就是我们一个最高的高级中枢。因为心为君主之官，神明出焉，所以呢，凡是精神意识一些个（问题），确实都是中枢、大脑中枢的问题。它是生命活动的主宰，所以说，神藏于心。那么在《素问·六节藏象论》他说了，心者，生之本，神之变也。里头讲的就是心，是个最高的权力机关，心、神，就是一个最高的统帅周身的，所以古代称他为君主之官么。心呢，是人身的一个最高的主宰。所以中医认识啊，说心不能受邪，受邪则死，那么它有没有道理呢？在当时是非常有道理的，认为这个最高的，就是高级神经，神经中枢啊，它受了邪是不行的。那么心呢，心包呢，就是心的外围。上回我讲了，是心的宫城，它的外围，它代心行令，它也代心受邪。在温病当中，凡是邪热犯了心，都是心包受病，所说的心，心不受邪，都是心包受病。所以邪陷心包，上回我们也讲了，下次还讲，都是邪陷心包的事情。那么邪要是犯了心包呢？就神明内乱，神志昏迷，轻重都是这样的，都是一样。那么这个时候，有轻昏迷，重昏迷，甚至神昏谵语了，这个很重了。那么在清代，我们的温病大师，叶香岩，他说过，神昏呢，都是心包受病，他说神昏都是里窍郁闭，他说凡是里窍郁闭，我们这个时候，可以用安宫、至宝、紫雪，干什么呢？速速开它的郁闭，开它的心窍，那么这是这样说过，疗效很显著，所以现在我们就承认，三宝是治昏迷的好药。那么可惜啊，后来，就是叶香岩以后，这些人对于温病学认识得不够清楚，就拿这个，昏迷就用三宝，形成了简单的一个公式，所以每致滥用。就是随便用。尤其是我们今天，全国也好，各地也好，外国也好，凡是昏迷，都买安宫牛黄丸、局方至宝丹，所以咱们这药出口很多，价钱很贵，一个大概三四十块钱一丸，你想华侨大厦他们就卖，好几十（元）一丸，旅游啊，旅游的药，很贵。那么是不是好就是好药呢？世界上，医学理论里没有一个什么什么特效药，凡是说降压灵，都是不灵，凡是说治肝炎灵，也绝对不能灵。因为各种类型、各种因素的疾病，你看还看不见么？我常说，尿毒症我看我还看不好呢，你凭你说说给我开个尿毒症的方儿，太难了，您给我来个肝炎方儿，太难了。是不是啊？我们要负责任，就必须检查详细。中医的检查，也必须脉、舌、色、症，很详细地这样进行辨证，那么绝不要轻率地给什么（三宝）药。

那么心，这个神昏，不是说见神昏就给三宝，不然的话就老是错。假若邪在卫分，或者在气分，你那个时候给了三宝，不到营分，那么不但好不了病，他说引狼入室啊，这病啊没有到营分，你给人家用营分药，就等于我们在内科常说，该在气分，病在气分，用了营分药是错的，是不是啊，都是错误，一个营分药（也）不许用。那么，假若在卫分、气分的昏迷呢？要用治疗卫分的，气分的病（的药）。那么凡是热郁的时候的昏迷，我们治的（时候）才用一些个开郁、清热（药），什么局方至宝丹什么的。第二一个，就是说在卫分气分，你用了这些个凉的，早期用这些凉的药物，寒则涩而不流，温则消而去之，寒凉扼住了气机，就是气机郁闭，就是倒加重了。尤其是湿阻郁热的时候，外头有暑湿，或者有湿邪，或者有痰湿，因为湿阻，你用上凉的，是百分之百的错误。什么道理啊？湿，水之类，阴邪，用上凉药，寒则涩而不流，这湿、水成了冰了，从此永无愈期，也好不了了。

那么自己啊，想借着今天这个讲座，我么，就谈一谈自己几十年来，看到老师，看到我自己，我从（一九）三四年就在北京开业瞧病，算一算呢，五十多年了。包括我看到老师呢，就说是五六十年了。就是说自个儿有些个认识。认识是什么呢？就是说凡是温病，其他的病也是一样，凡是中国医学临床上都是这样，尤其是温病，必须要分清了卫气营血，不可以有稍差，绝不能够有一点差。假若治疗暑湿，或者是暑温，就是说乙脑，乙脑有暑湿的、有暑热的、有湿郁的，各种情况不同，凡是见了昏迷的时候，卫气营血，各个阶段，一定要很清楚地分析清楚，病位在哪儿？病机是什么？治疗一定要很详细的，很清楚，不许错，卫分就卫分，气分就气分，暑热就是暑热，暑湿就要治暑湿，痰湿要治痰湿，决不许错。切不可以一见昏迷，就说是邪陷心包，从营血论治，这是错的。瞧见昏迷，就往营血治，就错了，是不是？清营汤、清宫汤、安宫牛黄丸、紫雪丹，全错了。为什么说都错了呢？就是说你没有辨证，在卫分，在气分，有痰，有湿，有郁，都不能用。特别注意啊。因为我们天天儿犯这个错，很有名的人，老大夫，上去还犯呢，何况我们呢。是不是啊。所以我们今天讲这个课，特别提出来讨论。同时也希望你们有个认识，自己没有经验的认识，没有临床的认识，有个体会的认识。之后要写一写，写出这么一段，对于昏迷，中医对于昏迷，温热病对于昏迷，乙脑、流脑各种（传染病），甚至于中毒性痢疾，等等这些传染性疾病，对于昏迷（有）哪些个认识。不怕一点一滴，我们要做一个笔记似的，做一个，自个儿有一个心得体会。

下边，第一个，卫分证的昏迷。什么叫卫分证的昏迷呢？说是温邪开始，邪在肺卫，病从口鼻而入，到了肺卫，开始刚来，那么这个时候，由于肺、卫分的郁闭，温热，或者暑湿，这种客观的外邪，刚到了肺卫，它不能够外解，什么叫外解啊？不是发汗，就是说不能在卫分治，在卫分给推出去，不能这么很好地治，暑湿治暑湿，湿郁治湿郁，就是说开始的时候，在肺卫的阶段，你没有治疗肺卫，反逼入里啊。你一看到昏迷，你就（给）吃了两丸安宫牛黄丸，错多了，从此就让你给治死。有人说了，说你说的有点儿我们不爱听，我们学生还可以，人家别的老师呢，难道就治死吗？对了。这句话我没有说别的老师，我说的是，因为我天天儿见。现在我举一个例子，你们听着。

就在去年哪，去年的春节，刚过，好像是去年的三月份吧，政协开会，因为我呢，我是个常委了，我们就在京西宾馆开会，那天真是，开了得有十天会吧。每天晚上呢，有些个娱乐，看电影啊，什么各种的，基本我就没看了一次，有几个重患者，他都（来找我）瞧（病），都赶着那几天。第一个患者，很清楚，叫陈方千啊，（黑板）他是北影的，北影的一个导演，北影的有名的导演，那么他家属就去了，找（我），因为（我）不在家里，晚上到京西宾馆（找我）。他说陈方千啊，陈方千他去年也就是六十三四岁，他病得很重，在传染病医院，四度昏迷，说请您去给看看。那么，就是咱们这个地坛（医院）啊。那么我一问呢，就是他在这儿。这是春节以后（的事）了。春节前，就是一个月前吧，春节前，他到南方，南京啊，什么苏州啊，拍什么呢？拍演这个《泪洒姑苏》，这么个电影。那么他么，他家属介绍，因为我们是承包啊，他们这二十几个人出去演剧去，就尽量省钱，承包剩下的钱呢，就大家伙儿能分了。那么他们就用了二十几天啊，就拍完了这个《泪洒姑苏》，第一个，他六十几了，他累；第二一个，屋里很冷。回来么，剩了很（多钱），剩了大概说，剩了也不知多少，几万块钱，这一次呢，他非常高兴，所以回来（过）春节呢，就正好是春节了，就二十三四了已经，那么大概，春节吃得也好一点儿，比较，好像吃的油腻很大的，春节么，是不是？就在，就是正月十五以后，就是说是，发热，发热就昏迷，昏迷么，北影就送到隔壁的一个军队的一个医院，叫什么医院也忘了，什么号码的一个医院。到那儿去之后，就后来啊，又住了十几天啊，昏迷越来越重，到了四度昏迷，转到传染病医院，在地坛，第一传染病医院。当时呢，因为陈方千，我们是多少年瞧病的熟人了，那么我就去了，我得去。去了之后呢，四度昏迷，我到了第一传（指第一传染病医院，简称"一传"。下同。）啊，因为有些个大夫、护士都熟啊，他（们）就招呼，就说，赵老师您甭治了，四度昏迷，好不了。后来我就跟他们就解释，我说，这个陈方千陈老跟我起码是十几年看病的关系了，一个老（患者），也算朋友吧，很熟，我说我得给瞧一瞧。当时我瞧那么重的昏迷啊，舌头很白、很润，我就想到，是不是吃了什么药了？（吃什么）凉药了。家属也没跟我说，大夫也没说。因为大夫呢，认为这种（重患者）到传染病医院就完了，好不了，没跟我说。我就自个儿开了个方啊，就开的什么呢？就是温和的宣郁温化，这么个方子。我瞧那舌苔啊（白腻），脉呢，也沉下去了，弦数极了，我看出来了，是个湿郁住了，我先开（气机）。那么吃了两剂药。又到友谊宾馆，晚上去接我去了，接我还得瞧。他们给我带个信儿。那个友谊宾馆周围房间的这几个人，都很知道这陈方千，就问说，怎么样了，今儿个？我回来之后，我就说：今儿不错了，四度昏迷已经恢复到二度昏迷了，真是恢复到二度昏迷了，睁开眼，他们就告诉说赵老来了，他睁开眼就要叫我，又昏迷了。当时我也着急了，我说，为什么这么昏迷，我这药能好啊。就到了第三次会诊，那么到了（医院）呢，他们医院请来了宣武医院神经外科，也不（知）是内科的主任，去了。当时跟我坐到一块儿，会诊吧，讨论，很难。所以这东西有时候很难啊。我也有点儿不高兴，我心说，你请我，你又给宣武（医院大夫也）请来了，你说我们俩人是（听谁的好），倒不是咱不跟人合作啊，他的观点跟我不一样。我这儿还找不着头儿呢，这病我都够治的了。那个（主任）说啊，什么啊是，什么膜是，脑什么膜下腔出血（蛛网膜下腔出血），他说是这个。他说，不信马上做腰穿。后来他们就问我，说，赵老您说呢？你说，我怎么说啊？我心说，这事儿我不好说啊，是不是？（旁边）有人，还是家属，说（做）吧，就同意做了。我呢，当时就没开方子，我就走了。所以，治病就怕这个，你又找（我），又找他，就乱了，本来这时候从四度（昏迷）到了二度（昏迷），我很有办法，我想再吃两三剂药能够恢复了，能够反应点儿了，我就能够治好了。那么就过了三天，他们给我打电话，说这个宣武（医院）瞧了，说不是蛛网膜下腔出血，说不是。我说：哟！那怎么办呢？这个医院就说，不好治。那意思说您开会，您甭麻烦了，又耽误了一天。第二天家属又去了，还接我瞧。后来，我说，会明儿结束了，结束这个会，我就到贵阳啊，贵阳医学院啊，贵阳中医学院研究生答辩，把这两个会啊，连上了，省得老休息，门诊老歇，索性我一块儿来，下来（得）了。那么开完这会，我就走了，走时我给家里留个条儿，我说，假如陈方千来呢，我就告诉老伴儿，你怎么给他开这个药，到哪儿去会诊去。那么陈方千的家属呢，也没请我老伴儿，就听这个一传的。这一点儿不是说一传不好，他听了一传，就给他的常规药。我从贵阳来去就五天哪，在那儿待了三天，就是八天，回来了。回来之后，我就不知道陈方千（怎么样了）啊，没信儿，就不知道怎么样了。后来跟一传一打听呢，陈方千死了。我非常着急，我就想啊，天天儿想啊，我说什么昏迷，我倒不是保好，我说他这个我看到了，能好，怎么就糊里糊涂就死了呢？我就天天儿想，天天儿想这个事儿。也怪，就在那个第二个礼拜，有一个（同志），就是人民卫生出版社，搞科技的，有个负责人，赵伯仁同志，他给我介绍一个患者。这个患者呢，他女儿陪着去的，到我家瞧病。这个女同志（是个大夫），这个大夫多大岁数，也就三十岁，就跟你们这个年岁差不多。我说，你在哪个（医院）。她就说在这个解放军医院当大夫。哟，我当时就有点儿（不解），也不大对啊，我就说你这么点儿，我的意思就是哟，你的岁数不大啊，当的什么大夫啊？她说，哎，您别瞧不起我。我说，怎么了？她说，那陈方千就是我给治的。哦，我寻思说，我正找不着这个（给陈方千）治（病）的人呢。我说你怎么给治的啊？她说啊，正月，好像是十三四吧，就发热，就吐，他们北影就转到我那儿去了。哦，我说，你怎么治？他昏迷啊。她说，一天三丸安宫牛黄（丸）。（赵老合上书，默哀三分钟……）我就输了一个礼拜，没好，我就送了一传。哎呀，我这个着急啊，我说，早知道你这么治的，我保好，陈方千这个（病）。因为什么呢？我给开了两剂，桂枝什么的，香药，辛香辛窜的药，我就开他的神明，我就知道是湿郁，我万没想到，一天吃三丸安宫牛黄（丸），给他吃了那么好几天。所以就举一个例子，所以你们知道，看到了，这个问题多大，是不是啊。所以，我这儿顺便说这么一个病例啊，这个都不行，那都是错的，非常危险，就是这三丸（安宫牛黄丸）坏了，我不是讲有湿邪吗？一个是湿阻、凉遏、寒凝、冰伏，那么多安宫牛黄丸，早就成了冰块儿了这儿，全都过不去了，气机遏制住了。那么这儿就是说一个病例呢，就是说让我们认识认识，在卫分，在气分，都不能用凉药。这温病（讲座）最后一堂（课）我要讲一点儿，温病不是越凉越好，老要想到气机的通畅。人是活的，你得让人活啊，活就得动啊。气机不通畅，什么都不行了。

还回来讲。在卫分的时候，一定有卫分症状，它必有发热，头疼，微恶风寒，这些个遍体不适，有它卫分的感觉，咳嗽，口渴，或不渴而咳，这些个，它太阴之为病啊，就是正好是这么（一回事）。舌头呢？边、尖是红的，苔是白的，偏干一点儿，这都是在卫分。脉呢是浮数。正好是吴鞠通写的这个："太阴之为病，（脉）不缓不紧而动数，（或）两寸独大，尺肤热，头痛，微恶风寒，身热自汗，口渴，或不渴，而咳，午后热甚者，名曰温病。"还是在这个阶段，这个叫卫分证。在卫分证千万要记住，不许错！刚我这儿举这个例（子），陈方千的例（子），就是错在这儿，是不是啊？很好的一个同志，很健壮的，一点病，就让给治坏了。那么这些个症状，这个温热在卫分，跟一般的温病在卫分一样，治疗应当轻清地宣泄。那么，虽然有点儿昏迷，为什么昏迷呢？就是体质差一点儿，热一点儿，有点儿朦胧，有点儿昏迷。但是你别害怕，假如是在卫分，你就治卫分，假如有湿郁，再加上佩兰，或者藿香，给湿郁开开，或者菖蒲，或者郁金，开一个湿郁。我习惯上就是桑菊饮加上一点儿芳化药，佩兰、藿香、菖蒲、郁金，够了，足够了。不管它，不要凉，疏卫。用辛凉平剂，银翘散就可以了，所说的这个银翘散就是微苦以清降，微辛以宣通，使肺卫宣通，气机通畅，郁热能够疏解开了，周身见到微微的小汗，就好了。这就是"在卫汗之可也"，就行了。把这个时候的轻度的昏迷，轻度的朦胧，不能把它看成什么神昏谵语，更不能看成什么腑实证。不是腹满燥实坚，不是腑实证。就是说病有多少，有三分病，我们就治三分，五分（病）就治五分，一定以客观的病为主，不要想到了以什么药为主，不是红霉素、白霉素，脑子里别（老）想着三宝。

下边我再讲。热邪在肺卫，误用寒凉，就是刚才我讲的这个，误用了寒凉，凝涩气机，郁闭益甚，本来就有点儿郁闭，神志不好，你越凉越郁闭。郁热无外达之机，这郁热啊，怎么着啊，你越凉啊，出不去啦。我不是讲了吗，把门你给关上啦，本来上头有点儿缝儿，那窗户还你给关上了，更出不去了。没有外达之机会，势必内迫而扰心神。热出不去，往里来啦，怎么着呢，就郁闭了。哎，扰乱了心神。中医叫做心神，就是热郁蒸的，脑神经乱了，更昏迷了。神志不清，或时轻时昏，此时虽见到了神昏，然邪热仍在肺卫，说这时候见到神昏了，别害怕，看脉，看舌，分析分析症状，在肺卫尚未深入气分，没有到气分。为什么你说没有到气分呢？脉不洪，口不是大渴引饮，脉不洪大，口不大渴引饮，身烧高一些个倒是，没有什么汗出，所以高热，汗出，口渴引饮，脉洪大，像这些个，就是接近于气分（证）了。没有到（气分），千万不能用气分（药）。更没有到营分，所以，不能够用这些个药。

在临床上，我们怎么（才能）认识出是入营呢？那么高热，无汗，苔白，质红，边尖红，或者浮罩，略黄。那么，脉呢，浮数，此时还需要一些个辛凉轻清，宣泄肺卫。那么在卫分的时候，没有到营分，也没有到气分，在肺卫的时候，这时候虽然有口渴，虽然有些个神志不好，还需要用这个轻清的药物，来辛凉，往外宣透。这个时候没有到气，没有到营，切忌用清心凉营，或者投三宝，或者大剂寒凉，都错的。不然的话，寒凝之后，气机闭塞，热势越来越重。像这个就是在，意思就是说，在卫分的时候，虽然有点儿昏迷，或者是这样那样像深入了、到气了，没有真到气，白虎都不能多给。没有到营分证，舌红了，不是到营分了，就是要到了气分，甚至于接近了气营了，也要，还要治气分，还要治卫分。所以说入营犹可透热转气，老要透热转气。

第二一个类，就是暑湿在卫。暑湿，就是外感暑湿之后，又为寒凉郁闭，这个时候呢，发热，恶寒，无汗，头昏，头沉重，呕吐，胸闷，这么一个症状。舌苔白，可是又腻，又水滑，这就告诉你，是湿郁，不是什么其他的。就是说以湿郁为主。是暑湿，因为这暑湿病啊，这是湿郁。脉呢，濡滑，又是湿郁。按之软弱，又是告诉你是湿伤了气分。在这个时候治疗，应该用辛香宣透方法，用辛药，宣药，辛香药，宣透的方法，方如新加香薷饮之类，拿藿香、佩兰、香薷啊，这些个芳香来化浊，芳香来定呕，芳香来祛暑湿，用这些个药物。假若正在夏秋之交的时候，天暑下迫，地湿上蒸，就是暑热，啊，天气热，底下是湿重，就算八九月份这个时候，湿热互阻，闭郁上焦，因为湿跟热啊太重了，上焦肺卫让湿郁给闭住了。这个时候症状呢，是发热，身热不扬，恶寒，身重，肢倦。因为湿热啊，因为湿，首如裹啊，身热不扬，大筋软短，小筋弛长，软短为拘，弛长为痿，所以头沉重。周身酸楚，胸脘满闷，恶心呕吐，这完全是暑湿、郁热的情况。口淡，大便溏，苔白滑腻，脉濡缓。这个时候应该用宣化上焦，药物呢，用辛开，苦降，这些药物。用什么药呢具体？就是三仁汤加减。具体药物，藿香正气散之类。假若这时候兼见到周身酸楚，漾漾犯呕，便通不畅，小溲涩黄，是湿热郁阻三焦，应该用辛开其郁以利三焦，苦燥其湿分消走泄，用这个方法。应该用，因为它是有暑，有湿，所以出现这些症状，所以我们用的这些药物呢，应该用辛开其郁，用辛药开它的郁，以利三焦，用苦燥的药祛湿，来分消走泄。具体的药呢，我这儿写了一个方，可以考虑。我爱用的，白蒺藜10g，佩兰叶（应该是"藿香叶"）12g，白芷3g，后下，佩兰叶（10g）后下，半夏10g，杏仁10g，厚朴6g，黄连3g，炒薏米12g，白蔻仁2g，研冲，赤苓12g，滑石12g。那么这些个药物，就是要辛香芳化，苦燥淡渗，这么个药物。那么这些个时候，千万记住了，有轻一点的神志不清，有时候半昏迷、昏迷——轻昏迷，千万不要惊慌，那么根据情况，根据脉、舌、色、症来进行辨证论治，不要看到昏迷，就错误地给一些过度的凉药，（例如）三宝。

这个是，上边就说的是卫分证，下边，就是病至气分阶段，到了气分阶段什么样儿呢？气分阶段哪，是热邪非常盛，热邪炽盛，气热熏蒸，心包受邪，而致神昏。那么这个时候，就是正盛邪实啊，一般在临床上我们可以考虑以下两类。到了气分证就有气分的一系列的症状。第一个，阳明热炽，阳明热很盛，说无形的热啊上蒸外达，所以说这个时候，它这个类型的特点，一个（是）壮热口渴引饮，就是白虎气分证啊，头疼，有汗，舌红，口干，苔黄，糙老，没有津液，六脉洪数，左右各寸、关、尺都是洪数的，或者洪滑数的，邪热炽盛，熏蒸心包，内扰心神。热太盛了，所以心神受到热的熏蒸，所以说他，邪陷心包了就。烦躁不安，神志不清，甚则昏迷不醒，或者重昏迷，轻昏迷，就昏迷了。这个时候，在气分，急需用辛寒重剂，以清阳明无形的热，主要用白虎汤，很清楚。干什么呢？以达热出表，使内郁之邪热外达，而神志自清。就是说卫分证过去了，到了气分证了，气分证的特点就是高热，口渴，汗出，脉洪大有力，根据这个时候的昏迷，我们要来清气分热。要注意，上回我讲过，脉的洪，什么叫洪？来盛去衰，根据来盛，看它的正、邪、热，就是看它的正气怎么样，邪热怎么样。来盛呢，就是邪盛，去衰呢，就是正气的不足。就是看看（正气）不足跟邪热哪个比重大。要兼顾，不是就一个，白虎汤，石膏用几两，是不是？不是一般人说的，石膏多用就好，这都是错误的，都是没有临床经验的，随便胡说，没瞧过病，是不是？他们就说嘛，一般的杂志上很多人也发表，石膏这东西很便宜，多用好，用上三两、五两、一斤、二斤都行，错的！这是错的！

下边。若气分之热不能外达，内迫入里，波及营分。这温病是绝对按阶段的，凡是随便用药的，都是错的，都是没有经验之谈的，都是不符合中医规律的。再说实话，他（是）没念过温病，也没瞧过病的人。因为他没瞧过（病），他认为这太啰嗦啊，因为我太见过了，我头两（年）（大概就在）去年吧，我在石家庄（讲学），河北中医学院的几个老师，当然是很客气啊，他说是，确实我是晚辈啊，也讲温病。他们就认为，嗨，您说的那太麻烦，这温病太麻烦啊，您就这么详细，得了，他们就说省事啊，省事观点，所以这东西很糟了。我说让你讲还能讲得好？所以他听完这个透热转气，他（说）太复杂啦，他说，您这一句话讲了得有六七个钟头，讲了两次么。我们这个班，因为你们（是）研究生，你比那大学毕业的学生得高点儿吧。真要研究温病，你必须听我的，按规矩（办），错不了的。

往下我还讲，讲完了，一会儿就完（问大家累不累，）不累，不累咱们继续讲。那么，气分的热往里走，到了营分。为什么呢？就是因为体质差，在气分不能很正常地解决了。所以邪逼入里，就是气分之热未罢，营中之热又起，这时候，它往里走了，酿成气营两燔，所以神志不清啊，气营两燔了。临床上出现的都是气分热盛之外，兼见神志昏迷，舌绛红，尖部起刺，特别注意，我常讲脉、舌、色、（症），一定要（记住），听了我（讲）的之后，要好好儿地琢磨琢磨。是不是啊，你要看病，你早晚都要看病。你要不常看，确实是不行。顺便我再说几句体会话。就是这几天我就想，我如何劝导中年的这些个老师，临床，怎么样临床？现在有个错误思想，他们说得好，赵老师你多忙啊，昨儿礼拜一，在鼓楼我瞧了五十号（个患者）啊，从七点半，人家七点半挂号我就瞧，人家八点挂号，人家本院的大夫瞧个十几个人完了，人家十一点钟完了，我瞧到十二点，这是礼拜一。我是一、三、五瞧病啊，就是礼拜五我在鼓楼，在那个华侨大厦，现在都了不得了，就瞧三十多啊，三四十了。他们这两天就说了，您少瞧点儿吧，累着啊。所以越瞧这患者越多啊。我为什么喜欢瞧病呢？我为什么劝他们要瞧病呢？你不瞧病，你老不摸这脉，你不看舌，你几儿（北京方言：什么时候）也认识不清楚，是不是？一般的中年人有这个想法，他们都聪明，他们说，您费多大劲儿啊，我们知道有白虎汤我们就行了，到时候我们也会开，头疼、口渴、口干，我们就开。他就是（看得）太简单了，非得脉摸清楚了，舌头看准了，症状看熟了，你药（方）开得才熟，不然的话，我说是气分证，你就会开这四味药，老不行。为什么，这两天那程莘农，这次不是在人大，他新加到研究院，给加了人，新提名到人大的，他有个发言，我很赞成。他说，不是后继乏人，（而是）后继乏术，他们都不学。这太对了。这是因为我们很熟啊，他搞针灸的，他倒挺直啊，他就反对中医研究院他们，就坐在屋里头写篇稿儿，他反对，当然这个在那儿（指中国中医科学院）人家大家伙儿，也就跟我（的处境）一样，我在这儿，人家大家伙儿不那么喜欢我，说，你怎么老提倡让我们去瞧病去呢？嗨，你们呢，今天我顺便说一句，你们应该真实地实践，你这么点儿岁数，你一天不瞧五十号病，你没有（临床经验）。你瞧我从二十几岁吧，在汪老那儿就天天瞧多少，几十号啊。所以上回在院务会我提出来了，现在我的研究生，七点半就给我瞧病去，我那儿瞧，你也得瞧，是不是？抄完了五十号、六十号你再走。他们大家伙儿乐，说您的研究生真苦。我说让你练功夫啊，你这么点儿岁数都不练功夫，你老了，你到七十岁，像我似的，六十九了，七十了，你更甭练了。

那么临床上表现的呢，就是气分热盛之证，之外，神志不清，舌绛红，起刺，皮肤斑点隐隐。此时亟以清气热，凉营阴，使入营之热透出气分而解，这么治。因为它斑点隐隐，到了营分了，舌绛红，到了营分了，尖部起刺，营分热盛了。舌头再表现出龟裂，阴分又伤了，老要看这舌头，看这脉。那么这个时候怎么办？加减玉女煎，像这一类的药物可以给，气营两燔（嘛）。

第二类，阳明腑实这一类，也有阳明腑实。这一类就是温邪蕴热，胃家实了。邪热到了肠中，给糟粕凝结成了燥矢了，腑气因而不通啊，大肠里头肠子不能正常排泄，都结成燥矢，当然是。这燥矢郁热，老消烁阴液，郁热上蒸，扰乱神明，心包受邪，所以他现在神昏，甚则谵语，或者是呢喃呓语，两种。一种就是**神昏谵语**，什么叫神昏谵语？（就是）说胡话，声音很清楚，正气很盛。第二一类，什么叫**呢喃呓语**呢？说得不清楚，就是浅昏迷，说这种话，也可能是正气弱。要注意，脉、舌、色、症，症状是次要的，主要得看脉、舌、色。此种昏迷，全是腑实来的，症状你看看，腹满，肚子胀，拒按，就是腹满、燥、实、坚这个，这些症状。手足濈然汗出，都是郁热上蒸。大便数日未通，甚至于有矢气，味很恶的。这些都是腑实证。舌苔呢，老黄糙厚，就是说舌苔更重一点儿，老黄糙厚，尤其是根部更厚，甚则焦黑，舌头上焦黑了，同时还起芒刺，这就是腑实证了。脉沉实有力，必须要看脉，沉、实、有力。应当怎么办？釜底抽薪，急下存阴方法。这个时候可不能错，是不是？说我学您那个不是轻嘛？我说轻的时候你学轻啊，该重的时候你别客气啊。就跟上次我说的那个剥脱性肠炎一样，在首都医院治的那个流行性乙型脑炎，肠子皮都掉了，你轻哪行啊？马上快，速战速决，那就是要力量大，看看有多少郁热，撤多少。釜底抽薪，急下存阴，承气汤之类，什么这个增液承气（汽）啊，宣白承气（汤）啊，以通为主，牛黄承气（汤），根据看到的情况，通。此类神志昏迷，这些个昏迷，一定要攻下，及时攻下之后郁热撤了，神志就恢复了，神志就正常了。若温邪久结，它这温邪啊，日子多了，不走，腑实也不去，看看，要错了啊。温病热日子多了，怎么着呢？热烁就阴伤，阴伤呢，液就竭。津液少，阴又伤，血又不足，消耗得正气也弱了，腑实未去，你净想弄点儿一般的这个薄（荷），二三钱这个药那个药，腑实，你也不敢攻他，承气汤你也不敢用啊，大便不通，你在那儿瞧着，你这（就）耽误了病情了，要注意这是错了。营阴被烁啊，营阴啊，也让这个，腑实，你想，很多的燥矢在肠子里头，天天就这段肠子，天天消烁多少津液啊。热着，高热也是它，消耗津液，津液（不足），阴不足也是它，所以你把阴分，不顾，是个错误，温病要顾阴分，可是他这腑实在这儿，它消耗阴，你不给它去了去，这阴没有法儿（恢复），你就是加上增液汤，也不行。你现在你要加上输液，一天给输他三千（毫升）葡萄糖盐水也不行，必须撤腑实！

那么津液消烁得太多了，怎么着，痰热蒙蔽心包啊。就这个时候啊，较单纯的腑实为重。就《伤寒论》的那腑实，那个是比较轻。这个，热，津液伤，因为又是温病，又伤津液，所以很重。它的症状啊，舌老黄，焦黑起刺，质绛干裂。脉呢，下移，浮、中、按、沉呢，已经到了按、沉部位，是腑实未去，营阴大伤，痰热又炽，神昏谵语，全都重了。这个时候，不是一般的神昏谵语，而是舌謇涩而言语不利。舌头謇涩，什么叫謇涩啊？謇啊，就是那鸡啊，冬天儿啊那鸡啊，那（鸡）脚，一抬，不敢往下落，因为那地凉啊，一个一个抬（起脚来），半天（不往下）落，就是（比喻）舌头很不利落，很涩，很不伶俐。言语不利，舌头就（不灵活），就是，就是心主舌啊，神明非常不好。四肢逆冷，面色干黑，此为上下两窍俱闭，这时候就非常重了。急给清心开窍，与苦寒通腑并用。用什么呢？牛黄承气汤主之。就是承气加牛黄丸。是不是？牛黄承气是吴鞠通他提出来的，牛黄丸加上大黄粉，我呢，常说，这个时候我都不用牛黄承气，用紫雪承气，紫雪丹比牛黄丸力量大多了，它元明粉很多啊，再加上大黄，以攻为主。若单用三宝，只治其半。你假如就用牛黄丸啊、至宝丹，你就是，你就治其半啊，热倒是清了，这腑实你也不管啊，还出热啊，根儿你没去啊。必须苦寒通腑，泻他的这个热，开他的窍，通他的腑，这些方法。大便通了，客观的这些个有形的糟粕让它下去了，神志恢复了，这个时候就好了。

第三，热邪深入营分，那么上头讲卫、气。现在呢，第三个，邪热深入到营分，昏迷。今儿个我们讲的是昏迷，就是昏迷到了营分了，这个时候啊，开始才到营分，上头说的都是在卫、在气。那么这个时候呢要注意怎么用药。邪热深入到营分，怎么样呢？它的身热就夜里重了，脉呢，要下沉了；神志呢，就逐渐地有点儿昏迷、半昏迷；起码说，到了营分了，是正气很伤，人动都不爱动，就表现出也不大渴了，也不大烦躁了，脉也不是那么有力了，就是人也不动弹了。就是很像脉微细，但欲寐，就是正气伤了。病邪深入到营分了，舌绛红，口干，不欲饮，脉沉下来了，可是细数，所以夜间（热甚），发热，下午重，夜里更重。（病邪）到了营分，内闭心包，邪热扰心，神明内乱，所以呢，神昏是一个主要的症状。在这个时候，到营分，神昏是主要的。温邪上犯，首先犯肺，逆传心包么，到了营分了，这是一个比较重的（阶段）。

那么这个时候，到了营分之后，内闭心包，邪热扰心，形成昏迷，一般我们分两类。这个营分证第一个是热陷心包证。第二一个，热伤营阴证。那么第一个，热陷心包，就是热邪太盛了，营阴重伤，营阴重伤烁津为痰，就是因为热盛把津液消耗了，熬成痰了，痰热蒙蔽心包啊，这痰热啊，蒙蔽心包了，是不是？上回我们讲过，因为舌上必是绛、泽，就是津液（被）热消耗变成痰，痰迷心窍，所以形成神昏谵语。所以叫做蒙蔽心包，堵塞心窍，所以出现的神昏谵语。又有逆传心包，什么叫逆传心包呢？叶天士说的，"平素心虚有痰，外邪一陷，里络就闭"，就是说，素来他就有痰。这个人，心气虚、有痰，外邪一进来，里络就闭，就是神昏了。此指温邪热势极盛，又因为素日心虚有痰，所以说，卫分之邪未解，突然陷入心包，就是"温邪上犯，首先犯肺，逆传心包"。什么道理？身体素质就不行，热很盛，郁热，一下儿就昏迷了，所以叫做热陷心包。证也同，治法也同。热陷心包，来势迅猛，说热陷心包来得很快啊，他是发高热，高热非常（突出），手心灼热，神昏谵语，或者昏聩不语，语言謇涩，说话不利落，肢厥，四肢都逆冷，都是热郁。舌质纯绛，鲜泽无苔，舌，质，是一种绛，很鲜泽，什么叫鲜泽？就是上面很光亮，说明是痰。没有什么苔，或者有点儿黄苔，燥苔，脉是沉的，按之是细、滑、数。在这地方，治之应该清心，开窍为主，方用清宫汤，送三宝。用清宫汤、清营汤送三宝，安宫牛黄丸，局方至宝丹，紫雪丹，就是三宝。送这三个。热势重者，用安宫（牛黄丸）为主，郁热重的时候呢？郁的时候呢？用至宝（丹）为主，大便干，有实滞，应该用紫雪丹为主。一个是开窍为主，一个是清热为主，一个是通腑为主。

下边。临床上热陷心包证，往往不是单独出现的，而是兼有不周的病机。那么热陷心包证，就是说昏迷病，不是一下就昏迷，它常常有（不同的病机）。一个，逆传的，有的是误治的，有些（是）其他原因而（造）成的，我们必须彻底地找一找原因，把这病机、病因找好了。热陷心包兼有腑实的，热陷心包，可是有腑实，舌头老、黑、厚、垢、黄，肚子腹满、燥、实、坚。这个是以通腑为主，通腑开窍，所以像用的牛黄承气、紫雪承气（之类）。

假若兼有瘀血阻络的，舌色必是青紫、黑、暗、青，就是瘀暗的，而润的，或者皮肤有瘀斑的。这就是血分瘀阻。治疗呢应当用清心开窍，兼以祛瘀，不但清心开窍，而且要去瘀滞，方如犀地清络饮，啊，犀地清络饮。

假若热陷心包，兼有动肝风的，兼有动风的，就是热盛而动风的，它的症状，神志，神昏之后，有些个惊厥，发惊，有些个厥逆，或者四肢抽搐，四肢抽风的，应该用清心开窍、凉肝息风。用什么方呢？像羚羊钩藤汤，加上三宝，这样治疗。

第二类，热伤营阴。热伤营阴，那么这个呢，是营分证候的主要类型，这种病，是病邪从卫分经过气分，没有误治，而逐渐地入到营分，很正常的，很顺的，不是逆传，而是顺传的。一般病程较长，（病邪经过）卫、气、营一般得十几天、二十天左右。以营热阴伤为主，这个病是营热阴伤，就是说温病没有正常治疗，到气分，热盛消耗津液，又正气弱了到了营分了。是营热阻伤为主要的。它的症状，身热夜甚，心烦不寐，口干不渴。脉呢，是沉下了，沉、细、数。时有谵语，或神志不清，或神昏谵语。舌呢，是绛的，少苔。脉呢，必是（沉）细数，（沉）细弦数，（沉）细小弦滑数，都说明病到了里部，都是沉部位，阴伤的。是不是？细为阴伤啊，细为脏阴之亏，数乃营液之耗，都是阴伤，郁热没有清的。脉呢？浮、中、按、沉，到了按、沉（部位），到了下边儿了。治疗应该清营养阴为主，这个时候要清营养阴。但是，必须，这个时候要懂得，佐以透热转气之法。这句话怎么讲呢？仅仅清营养阴不行，我上次讲了，吴鞠通就讲清营汤、清宫汤、清营养阴，他就差了入营透热转气。在这时候，我们要看看，怎么透热转气呢？你看看有什么误治没有？有什么错误没有，有痰湿，有瘀滞，有停食，有停滞，根据我们检查出来的结果，阳性结果，有什么，我们（就）针对治什么，这样就叫做透热转气。就是说把这个热郁透出去，透出卫分而解，透出气分而解。药用甘寒、咸寒，以养阴清热，以清热凉营，是不是？可是不行，必须加入什么药？就是透热转气的药物，什么药物？宣畅气机之品，以使入营之热转出气分而解。这个特别注意。我们学温病的，学了半天他也没（学好），就知道清营汤、清宫汤、三宝，不行，关键时候是失败，关键时候就失败了。就等于我刚才讲的陈方千这个医案一样。这（类）病案多了，待会儿有时间我们还要讲一些个。因为很容易，你念了研究生，你念了温病，你见了人家高热昏迷，你去（会诊）了，你就还开安宫牛黄丸，（这）就错了。是不是啊，是不是啊？人家说赵绍琴教的这学生，也是这个啊，就糟了。那么一定要懂得，透热转气，方如清营汤、清宫汤加上透热转气的这些个药物。

下边儿我再讲一讲透热转气。透热转气是治疗营分证的关键。再说一遍，透热转气是治疗营分证的关键，也就是治昏迷的关键。叶天士说，说入营犹可透热转气，他的意思是指，邪热到了营分之后，必须用透出气分而解，用这么个方法。清营汤中而用了银花、连翘、竹叶，也是想透热转气的意思。这个呢，是邪热初入营分的时候，可以用这几个药。临床病情万变，很难说就一个，是不是？我提出来透热转气呢，不是用哪个药。有人就给我，我们教研室的人就说，说您大概就是用银花、连翘，加上点儿就透热转气了？不是。针对阳性的检查结果，根据错误治疗的这些个毛病，有痰、有热、有滞、有气分郁结、有误补、误滋、误腻、湿郁、停食，针对性很强地把它解决。让它透热，把它去了这个阻塞，让他三焦达到通畅。卫分达到（畅通），就是说是三焦通畅，荣卫条达，皮肤潮润，形成了病的愈，病愈。若兼见湿阻，或者兼见食滞，或者兼见痰湿郁蒙，痰湿郁热蒙蔽了，或者兼见瘀血阻络，或者，在治疗中，错误地用寒凉，错误地用温补，或者是早用了滋腻，甚至于，就是说其他的一些个不正常的治疗，皆可导致气机不畅，妨碍邪热外达。这些个问题啊，必须找着它的病因，扼要点，针对性很强来用药。干什么呢？以清除障碍，疏通气机。针对性强，就是你昨儿个吃了党参了，你瞧着这儿老头儿虚了，六十岁得湿温，得伤寒了，你错了。我就治这个党参。你用了腻药了，我治那个腻，你用了什么什么凉了，我治你的那个凉。根据脉、舌、色，查清楚。不是臆想的，大概是这个吧？大概是那个吧？不行！（要有）确凿的证据，舌、脉、色、病因，病的过程，请过谁治的，就等于我，我治疗陈方千这个（患者），为什么着急呢？就没有介绍过程，谁也没说，一传也没说，后来就没有一个礼拜，陈方千死了之后，我发现这个管陈方千的大夫了，我要早碰见她啊，陈方千绝不（能）用寒凉药啊，我还继续走我的路，加上辛香的，就是解除他那个凉。一天三丸安宫牛黄（丸），输了一个礼拜，我要解除他这个，那准好，无疑的，那是。所以要针对性强，干什么呢？清除障碍，达到了气机条达，营分之热透出气分而解，好了。

第四一类，就是乙脑（流行性乙型脑炎）这一类，暑湿的，乙脑。乙脑多一半是暑湿，上头这几类呢，当然也可以用在流行性脑脊髓膜炎啊，什么森林脑炎啊，病毒性脑炎，热天的时候病毒性脑炎，我在儿童医院，瞧了不是几个啊，是不是啊。确实是难治，那病毒性脑炎，我在去年、前年，在儿童医院，连着治了三个啊，有一个小孩儿，两周（岁）啊，两周啊，是不是，是一个首长的孙子，那个肿的，脸胖（pāng胖，平声。北京方言，即浮肿之义。下同）得跟急性肾炎一样，手脚胖，肿得厉害，发热二十五天，我才去，昏迷，抽风啊，抽到什么程度，那嘴、鼻子、耳朵都动了，（用）大量的（镇静药），就是安定，给他输安定，解决不了。当时我也看了看病历，我瞧了瞧，我说儿童医院那么些个老中医、专家呢，比我强得多啊。我看看，全是安宫、紫雪、局方至宝、犀角，所以，我用了（不同的方法），又变一个方法，我用疏卫的方法，我说吃两剂药，明儿身上得潮润有汗，热才能退。热退了，有了汗了，肿消了，第二步我再治。结果过了两天，家属他们接我去一看，他们的护士说，真退了热，肿（也）真不肿了，真有汗了，皮肤（潮润了）。所以，又吃了几剂药，神志基本清了。所以不难治啊，就是我们一想就想到安宫牛黄丸，想到羚羊、犀角。

第四，讲暑湿乙脑。乙脑的后期，先头就是有什么治什么，热邪深入到下焦，肝肾之阴大伤，往往前三个，卫、气、营，到了第四期，最后了，热邪深入到了下焦了，肝肾了，肝肾阴伤，记（住）啊，水不涵木，虚风内动，就是说阴伤极了，虚风动了。那么再说一遍，假如说逆传得很快，"温邪上犯，首先犯肺，逆传心包"，很快，不可能（消耗阴分）。都是日子多了，阴分消耗很差不多了，就一下儿到了肝肾了，虚风动了，水不足，肝木受不到血的涵养，木不得血的涵养而蠕动。水，肾亏，阴津不足，而形成虚风内动。这是一个重证。临床表现是神志不清之外，四肢肌肉蠕动，或者震颤，不能自个儿那么自主，心中澹澹大动，心里头直哆嗦，喘、渴、欲脱，基本上是阴伤已极了。脉入沉位，脉也下去了，虚细无力，不但虚，细，无力。细为阴伤，虚是气虚，没劲儿，阳不足，或者是细小弦，阴伤，细是阴伤，小是正气不足，弦是郁，这几个象，都是阴伤已极了。舌瘦干裂，舌很瘦，很干，很红，很绛，龟裂，上头跟那王八盖儿一样，就是龟裂，干得很。甚则成了沟，舌头上一个沟一个沟，就是（阴伤时）舌头（的特点），（阴分）受到（的耗伤）很厉害了，津液太伤了，形成龟裂。此属温邪久结下焦，就是温邪，就是这些个蕴热，温邪蕴热，在下焦日子多了，肝肾之阴大伤啊，消耗阴啊，肝肾的阴太伤了，就是正气太不足了。肾水不能上济于心，真正的水，肾阴，不足了，不能上济于心。心阴亏而神志失养，因为心阴不足，神志就失养，这时候形成的这些个昏迷，抽搐。治之亟以滋阴清热，潜阳息风。那么这个时候要注意了，滋阴是一个，增水是一个，清热是一个，要潜阳息风啊。抽啊，就是虚动啊，要控制它的抽搐，要潜阳。牡蛎，鳖甲，这些个，三甲复脉汤嘛，用这些个甲来潜阳，来息风。方如什么三甲复脉汤啊，或者是复脉汤啊，或者是大小定风珠啊，像这一类的药物。那么今天呢，我就接着上次的讲，讲（的）就是以昏迷为主，重点地讲了讲乙脑。那么，这个整篇的意思就是，昏迷，不要简单地就想什么药，而（要）想他的卫分、气分，是逆传的，还是排着顺传下来的，是阴伤，还是郁热，这（才能选择正确的）治疗方法。好，我们今儿个就讲到这儿。

第十讲

扫一扫，看视频

（黑板：**热陷心包，非属下陷，最忌升提。**此时内窍闭塞，气机不畅，邪热深入于内，**昏厥谵语，**脉、舌、色、证俱当详诊细辨，切不可一见昏迷即用牛黄丸、至宝丹，必须审其因，观色脉，在卫当疏，在气当清，入营方考虑透热转气，入血仍需加入宣畅气机之品，万不可妄用过凉，以防寒凝，或过用滋腻，以防气机不畅，反使热不外达，用药轻则灵，重则滞，灵能开窍宣通，助热外达也。）

今天开始，今天呢，我们就是第十次的温病讲课。那么，讲完这个之后呢，看看时间，有时间呢我们再讲一点儿，没时间呢就差不多了。今天讲的题目呢，就是这个，第十讲，就是**热陷心包，非属下陷，最忌升提**。那么这个，主要这几句话的意思就是告诉你，说热陷心包，这句话好像很多人都懂，是不是有人不懂呢？有人不懂。那么我，就是在这个，新中国成立前了，起码是四十年、五十年以前了，我就看到有几个老先生，对于这个内陷心包，他用的是升提药，说内陷了，赶紧升提，用柴胡、升麻什么的、葛根哪，用这些药，因为什么叫内陷啊？掉下去了，内"陷"啊，陷下去了。所以说陷了呢，必须得升阳益胃啊，升阳益气啊，必须得升起来。所以这种观念是错误的。这两个字儿，我老想给它改了，邪热什么内陷，热邪内陷，内陷心包，这几句话我老想改。所以我写的东西，基本要改。常常一般的外行人，学点儿中医，内陷了，秀才学中医么，过去讲，人家有点儿文化水平啊，有点儿文化，说内陷，它就（得）升提啊，他说内陷么，所以，这邪热的内陷心包，不是下陷，它是什么呢？就是闭住了，神昏了，热郁住了，这叫，意思是这个，就是内闭心窍，不是什么掉下去了，不是内科学的陷。比如说痢疾吧，日子久，下坠，中气下陷，攻药之后中气下陷，这都是，那个是中气下陷。这个不是，最忌升提啊，记住了，因为它不是内陷，它是热郁，不让你升提啊。所以为什么改这字呢？就怕你升提。此时内窍闭塞，这个阶段，它是内窍闭塞，不管它什么，也甭管痰啊，也甭管热啊，也甭管郁，不管，就是它主要的就是，里头内窍闭塞。说心包，在先我讲过，心包也不是心脏外头那包络，是不是，中医叫做心包络。意思就是说最高的，就是说我们的最高的中枢神经受到病邪的侵袭，神志不好，所以中医叫什么呢？内闭，内窍闭塞，就是心啊，内窍闭塞。是这个意思。千万别想的那个，解剖学，上次我不是讲了一次嘛，全是抽象的，全是哲学思想。全是由于它内热闭住了，阻塞，神志不清了，甭管它重昏迷、轻昏迷，神昏谵语，甚至于很重的昏迷，都是这个原因。气机不畅，因为它闭住了，所以气机不畅了，邪热呢，深入于内，它的病因就是热郁于内，那么气机不畅，神志不清，轻、重度的昏迷，经常发作，所以是这个的关系。所以昏厥谵语，甭管它昏迷，就是说是谵语，神昏谵语，昏厥，昏迷，在外头厥逆，这都是热郁。所以我常讲，凡是在临床，看见手足厥逆，千万不要先想到四逆汤，不要判断是寒。很多没有临床知识的，没有临床经验的，只看了几本小书的，这种的所谓的大夫，他就认为厥逆是寒证。我还听见过我们青年教师给我讲，他说，厥逆啊，凡是过了胳膊肘儿，这就是寒证。哦，都是错误的。这种就是没有临床经验，瞎讲。所以，你这个老师，碰上了，瞧你这大夫能好吗？凡是厥逆，在这个时候多半是热郁于内，气机不畅，所以形成的络脉不通。为什么说不能用四逆汤呢？它不是寒证。是不是寒证，必须（根据）脉、舌、色、证来分析。假若是寒，脉必沉软无力，舌必胖、淡、嫩，舌色必苍白。症状啊，大小便都是白的（澄澈清冷，皆属于寒。）大便泄泻，或者是久泻，这种就是一个阳不足。为什么说是热呢？舌红、舌绛、舌干裂、舌瘦、唇紫、舌背绛红，是不是啊？看到了，这都是郁热啊。那么这脉呢，沉是沉，可是弦细数，有力，又是热郁，脉、舌、色呢？虽然是厥逆了，可是脸是干的，你瞧这脸都是黑、暗、干，嘴唇都是焦的，就是这个，在这个时候都是热的，大概是热。（赵老指向"昏厥"二字），多半是神昏谵语，这种厥逆是这一类的。脉、舌、色、证俱当详诊细辨，什么是客观检查？脉、舌、色、症。中医的辨证论治，不是根据几个症状，说脚冷，刚才我讲的，刚才我批评这些人啊，说脚冷就是阳不足，错了！不看舌，不看色，不看脉，瞎辨，中医（就是）让这些人给毁了，是不是？胡说啊。一定要细辨。切不可一见昏迷，即用牛黄丸、至宝丹，也错了。瞧见昏迷就（用）至宝丹、安宫牛黄丸，同时还说呢，买点儿好的，买那几十块钱一个的，都是错的。见着昏迷我们这两天讲，就是讲的这个，见着昏迷不能够不辨证。在卫、在气、在营、在血，各有各的不同。是痰郁，是郁热，是什么原因，是单纯热重，还是痰湿阻塞，都出现昏迷了。绝对，不是（遇上）昏迷就是安宫牛黄丸。上次我谈了谈陈方千，北影的一个导演，陈方千，这是北影有名的导演，就这么给毁了。不能这样治，这是错的。必须审其因，观色、脉。

就是什么叫审其因啊，找一找，把这病情规律（摸清），问问病情过程。上次就是，不知道啊，患者他就不知道啊，患者昏迷了，家属也没说，倒不是说人（家）大夫不好，这个大夫也（很实在），四度昏迷么，他说，您，赵老，您甭瞧了，四度昏迷了，（你甭瞧了）。必须审其因，观色脉啊，<u>在卫当疏</u>，我们讲了，在卫分，有恶寒，有发热，脉呢，两个寸还是滑数。在卫分，卫分证很明确，就是温邪上犯，首先犯肺，就是这个阶段的症状，也就是《温病条辨》说的，"太阴之为病，脉不缓不紧而动数，两寸独大尺肤热，头痛，微恶风寒，身热自汗，口渴，或不渴而咳，午后热甚者"，像这一类。在卫分的时候，应该疏，不能用清，卫分一郁，就（给他）疏通开了。疏通开了怎么样？不是发汗，天天儿我讲，在卫当疏，宣通宣通，开个门窗，开个小缝儿，卫分疏了，桑菊饮哪，就行了，轻清的（药），帮他疏一点儿，热一清，就好了。<u>在气当清</u>。在气分，特别要注意，在气分，就是高热啦，脉洪大啦，有汗啦，口干口渴啦。这个时候，到了气分了，刚入气，已经到了气，还是（到了）气的后头，又分那么几个阶段。可是在气呢就应该清，虽然在后头气分弱了，应该清热益气，也是一种清。**入营方考虑透热转气**，入到营分，什么叫到营分啊？脉沉下去了，脉细了，脉弦了，脉细数了，烧到夜里，下午重，夜里重了，舌红了，一看，入了营分了。甚至于人呢，也没有劲儿了，也那么非常很安静，到营分了。怎么办？先要考虑透热转气。入营也不能（用）安宫牛黄丸啊，也不能（用）局方至宝丹、紫雪丹、神犀丹，这都不行。假若是由于郁热未清，逼邪深入，迫于营分，怎么样？要透热转气。我再说一遍。讲了半天，咱们这温病讲了半天，我重视了半天，就是透热转气，看看什么原因，本来是初到气分，你用得过寒了，到了，逼到营分了。要宣郁，把这个寒，把这个寒邪啊，寒凝的这些个药物去了它，就是透热转气了。假如有痰湿，治痰湿；（有）痰热，治痰热；（有）痰火，治痰火。因为吃补药，就是这老头儿八十几了，你吃了像党参、黄芪，补住了，热郁于内，还得去这暑。滋腻了，要治滋腻。填补下来了，要治填补。什么什么原因错的，找这个根子。什么道理呢？就是给这气热，透热转气，把这郁热给他开开，把这阻碍，挡着的，这个障碍物给（排除）。停食要治停食，湿郁要治湿郁，寒湿要治寒湿，是不是啊。有人就讲了你怎么，温病里头昏迷你怎么说寒湿呢？人为的。昨天我们一个亲戚看病去了，发热，他妈给他买的酸奶，买的冰激凌，买的冰棍儿。呵，我说你这妈也太，我说你（也）太疼你儿子了，你非给他（吃这些）要他的命啊。你说他妈错吗？心里就想着让儿子了，发热不是得吃凉的吗？错啦，这都是错的。咱们天天儿地就看这个，就让你瞧瞧他错了没有，你先得瞧一眼这个。所以今天我特别（要求）我的研究生，（要）特别重视临床。因为我们现在看的病不是《伤寒论》那儿条儿啦。昨儿吃完冰糕啊，吃了八根冰棍儿，今儿又吃的激素，那安定还吃八片儿哪，你这个怎么办？因为日子多了，他治不好，他家里人，给激素也加上了，不好办，糟了。一定老记住了透热转气的道理，是这个道理，就是找出根子，哪儿错的，往回治哪儿。<u>入血仍需加入宣畅气机之品。</u>那么入血不是（应该）凉血吗？活血吗？那（是）叶天士说的，你怎么改了呢？不是改了，是出血了，斑点隐隐，或者鼻衄，或者衄血，热到血分啦，血分瘀滞，应该凉血散血化瘀啊，可是仍需加入宣畅气机之品，什么道理呢？你别看到了血分了，营分一进去就是血分啊，那个寒湿郁热还没去啊。寒湿是寒湿，痰热是痰热，湿郁是湿郁，你错误地吃补药，到了血分更麻烦了。入营透热转气，入血更（要）透热转气。所以我常讲，入血，更要透热转营，从营再转气，从气再出卫。三层院子，到了后院了，外院卫分。二院是气分，三院就是营分，到了后院了，到了血分了，那么你说就不管它了？还得透到营分。从营分再往（外）透。往往这个时候（要是）正气足，一剂药就全开了。天天儿咱们瞧就是这样，一剂药，热也退了，人也醒了，病好了，血压也下去了，心力衰竭也没了。这是我举的王雪涛的病例。说您怎么都给治好了？对了，您瞧那铁托的病，跟王雪涛是一样的，就是没有（人）会这个的，会这个一个方子全开开了，是不是？说您怎么治的心力衰竭？我没治心力衰竭，把郁热开开，全正常了。他的血压为什么二百到零呢？就是郁热啊，在里面郁的，导致血压不好，导致心力衰竭，导致心率快，就是（郁热）导致的。就是说不管怎么样，也得必须从里头，从血到营，从营到气，从气到卫，这么铺开了这么治疗。万不可妄用过凉啊，以防寒凝啊。陈方千那个就是啊，谁知道他一天吃了那么些个安宫牛黄（丸）啊。那个大夫说得好，反正他们军队有的是牛黄，安宫牛黄（丸），一天输三丸，他要输了五天了，你说这个病是什么了？早就冰伏于内了。我不是说湿阻、凉遏、寒凝、冰伏吗？冰伏于内了，这儿成了一个大冰坨子了，这十丸安宫牛黄（丸）到这儿了，这人憋得脸都苍白啊。你还怪了呢，你说怎么还昏迷呢？你还安宫牛黄（丸），你可损了你，要命就是你给要的命。过凉，不行，过用滋腻，也不行。怎么着呢？过用了什么都不行。误补也不行，养血也不行，都错了。以防气机不畅。因为他过凉啊，过什么都不行，什么道理呢？气机不畅，反使热不外达啊。错了！要求你热往外达啊，你没往外达啊，你是错误的，你就主观想，因为你就没有什么医学知识。你想这老头儿今年七十八了，发热二十天了，或者一个月了，你都是臆想的，又不瞧脉，也不瞧舌，也不看色，这些个大夫最（让人）着急了。自个儿还说呢我是中医，甚至自个儿还说我是好中医，糟了，糟了，是不是？中医学院毕业的高级中医师，你们这硕士也是更高级了，那博士还高级，高级了半天，天天儿治坏了病。用药轻则灵，重则滞。又是重复，要轻清的，轻就灵，重就滞。为什么要轻图？什么叫引子疗法啊？治上焦如羽，非轻不举啊，在卫分就要轻啊。我在这十次讲课中，总提到我们临床上，天天儿就是这个，太重了。我（用）轻清的，一毛钱的药就能够有多重啊？就轻清的，成功了。灵能开窍宣通，助热外达也。因为轻灵，怎么样？才能宣通，花儿啊，叶儿啊，宣通啊，不用太苦的，就用甘淡的，芳化的，就用这些个，所以能有效，干什么呢？助热外达，就是透热转气，就是从里头郁热到卫分而解。这段儿的意思就讲的这么个意思。

那么热陷心包的"陷"是深入之意，与内科杂病之中气"下陷"含义不同。这儿要交代清楚。千万要记住，尤其是我们，就是你们，到外地讲学，或者将来给学生讲课，可别胡说。是不是啊。跟内科的下陷不同。热陷心包，即是热邪击溃了心包的防御功能，而深入于心包之中。就是说郁热太重了，所说的心包，你老记住了，脑子里千万别想着解剖学的心包，就是热郁于内，来得很快，侵犯神明，神志出了一些个轻重不同的昏迷。是这样的。热陷心包是营分证的一个重要类型，啊，那么，是重啊，温邪上犯，首先犯肺，逆传心包，这一下儿就进来了，神志就昏迷了。这是重病，到营分的昏迷是个重病。它除去有营分热、阴伤的特点之外，入了营分就有一个，第一个就是营分热，第二个呢，就是阴分伤。古代没有液体，是不是？输点儿什么葡萄糖盐水啊，什么这些个水分，增液。中医的增液汤啊，现在咱们不是有针剂吗？给使点滴，增液剂，就是这些增液的，或者是沙参、麦冬、五味子，生脉饮啊，这个时候，给他大量点滴，点滴一千、两千，有半天儿呢，就恢复多了。再吃点儿药就好多了。那么就到营分，一个是阴伤，一个是营热。从中国医学上讲，它说有痰，痰热相结，蒙蔽心包，堵塞心窍，有痰。这痰怎么来的呢？就是因为高热，把津液炼化成痰，这么来的痰。常常咱们瞧病，有时候我也是，我说您老太太，您这病啊就是痰湿郁热。老太太说没痰，我也不咳嗽，没痰，你可别给我治痰。这句话是内行话，你老太太不懂，你外行人不懂，我说的痰阻络脉，形成什么，说游走啊，或者是一些个类风湿（关节炎）啊，或者是痰，常常（是）痰，咱们说是治痰核嘛，就是上面那些个小的，哎，咱们治痰，小的痰核。中医的观点对啊，这样治疗效果好啊，是不是？你们没跟过我的不知道，你们瞧瞧我治类风湿（关节炎），那畸形，就凭着我这个药，是不是？那么（真）能治好。

这是在一九七三、（七）四年，东直门医院的"西学中"班，我们去实习带着他们，到哪儿实习呢？到光学仪器厂，就是东郊啊，这个，到光学仪器厂去。那天瞧病的很多，一个类风湿（关节炎），那膝盖肿的，手、胳膊都成了畸形，他们西医大夫就说了，说这个你们赵老师瞧不了，你别（瞧了）。我说，你让他回来，我说怎么瞧不了啊？我说你瞧着我瞧。结果三四个礼拜，（虽然）没完全好，但是好多了，疼啊，肿啊，全好了。他们说，哎真是，您真是（能瞧）啊。咱们中国医学，高明就高明在这儿，是不是啊。你别害怕，你从中国医学观点，多学一点儿，怎么治法，你就有效了。那么痰呢？这儿也是痰，这是痰热，阻塞了心窍，所以形成了神志昏迷，蒙蔽心包，阻塞心窍。

那么清代以来，很多的著名的温病学家都有些个论述，从叶香岩那儿，是不是，舌头光泽，是不是？泽就是痰，痰湿蒙蔽心包，都有论述。像这个吴鞠通啊，王孟英啊，什么这个，包括《时病论》的这个谁啊，都有论述。热陷心包的痰热蒙蔽，堵塞心窍的痰，它怎么来的？第一，就是热陷心包证，因发病比较急骤，传变很迅速，热势很深重，打乱了人体的正常气机升降运动，这是一个道理。第二一个，津液不能，啊，不能按正常地敷布，就是把周身的津液，不能正常的，作为正常的生理，养着周身。而热一熬呢，把这津液熬成了痰了。热邪熏蒸，炼而为痰。热邪炽盛，火势上炎，所以（痰）热随火势而生，遂成痰热蒙蔽心包，堵塞了心窍。这么个道理。痰热蒙蔽了，这是中医的认识。神志不清，有一种是痰热蒙蔽心包（导致）的。

再一种，平素心虚有痰的，本来身体就差，就有痰，啊，素来消化不好啊，痰湿很重啊。那么，由于内里有痰啊，热呢一来呢，热跟痰结成了，蒙蔽心包。由于有痰，这热一来，更快。那个还得津液化痰，这个甭用，就成了（痰热蒙蔽心包了）。

第三一个，温热病中，从阳就化热，热蒸湿就变成痰。那就是说温热病，就是热为主，里头又很热，你素来有湿，湿跟热，湿热凝结，凝成痰。所以热陷心包证，因为痰热蒙蔽心包，堵塞心窍，所以内窍闭郁，这样么，神志昏迷，形成一些个出现一些个神昏谵语，重昏迷，轻昏迷。

那么热陷心包证的治疗呢，重在清心开窍，清心热，要开它的窍，窍一开呢，心包之热就能外达，就是说不是单一的，主要是这样，根据具体情况，哪儿错了要治哪儿。主要要清心热，要开窍。

热陷心包证，啊，是营分证的一个类型，它必须有舌绛；脉呢，是一个沉的，脉沉，脉细的，或者细数，这是一个；神志呢？多少有些个反应不好，或者轻昏迷。再一个就是人不是像那个气分证（时候）那么（爱）动，正气也弱了，人就不爱动了。再就是舌头红了，口唇也红了，这叫营分证。

温病的过程，只要气机闭塞，邪热不能外达，热邪内闭，这样都（会）引起神志改变。那么轻型的，就是有些个烦躁，神志有点儿反应慢，重的，就形成神昏谵语。那么刚才我也讲了，神昏谵语，不要见到神昏谵语就错误地用一些个凉药，安宫（牛黄丸），所谓的三宝。必须按照卫、气、营、血进行治疗，不能见着昏迷就给三宝。我们必须根据，啊，第一个，症状，是不是？第二一个，就是脉、舌、色，脉、舌、色是唯一的标准，症状是我们参考的一个标准。那么这一段呢，就讲完了，就结束到这儿。

下边儿，我们再讲一段。那么，下边我们讲这个，就是入血。咱们先停一会儿，休息一会儿。

第十一讲

扫一扫，看视频

（黑板："入血就恐耗血动血，直须凉血散血"。动血包括发斑、吐衄、溲血、便血及内脏出血等。其为热盛动血，不能一味止血，首当凉血解毒。血凉不妄行，瘀散血可止。）

（第）十一讲，为什么要讲这个呢？就是说是卫气营血么，都讲完了。内容呢，当然是我们，就是把温病的精华，温病的重点，我都讲了。你别瞧你背了那么些方儿，是不是，那没讲到重点。所差的呢，什么呢？那么我这个讲稿是写了大概二三十个，现在我们讲的只讲了十一个。像湿热病、舌苔啊，等等的这些，都没讲。那么，那些要都讲完了呢，那就说是时间比较更长一些个了。主要讲的都不是讲义，也不是什么《温病条辨》，我讲的就是告诉你临床上究竟怎么分。就像那湿热似的，湿跟热怎么个比重，你怎么诊断有多少湿，怎么诊断有多少热，用药我们怎么用，讲的都是这个。那么现在呢，现在我们讲的这个血分，也是参考《温病条辨》，参考温病学讲义，参考叶香岩《外感温热篇》，重点都是我通过自个儿五十多年临床体会、认识。我非常反对不临床，非常反对就念儿本书，还认为自个儿还不错，还讲，这是不对的。必须有临床经验，（亲自）体会到的。

那么这一节呢，就是入血，就讲的是血分。"入血就恐耗血动血，直须凉血散血"。这是温病主要的，它的特点，叶香岩把它分成卫、气、营、血四个阶段，那么这个呢，功劳很大。截止到现在，很多人不学温病，不学，甚至于格格不入，认为六经辨证就够了，我说有那一百一十三方我还不够使吗？错了，这种思想就错了。《伤寒论》的方子，用在伤寒；温病的方子，用在温病。一句话，虚热病用的方子要用虚热的，都离不开辨证论治。可是总的原则，那个是皮毛来的病，受的是风跟寒，这个是口鼻吸受来的热，根本是两档子事。自己不懂，错误地还要把温病、伤寒混成一谈，把两千年前的东西，开倒车，是不是？我们温病是进步多了，是不是？所以呢，就是这观点，当然有人就乐了，有的人是这样，我在外面讲病，结果是什么啊，他说那是祖师爷的方子。哎，我们承认张仲景是我们的医圣，我们老承认诸葛亮啊是够聪明，可是现在已经到了月球了，我们能够，火箭上月球了。你诸葛亮再聪明，差远啦。是不是？你就是推着车，现在你瞧瞧我们这什么工具？科学是发达的，二十世纪三十年代跟二十世纪五十年代（比）就差多了，二十世纪五十年代跟今天二十世纪八十年代（比）就（更）不一样了，再过十年，九十年代，你想过没有，比这还要更要突出。真能解决了问题，人家才信呢，你还守着那个几百年前的方儿，没效了。关键在于临床疗效。我天天讲，过去我瞧不好的这几个病，肝硬化瞧不好，肾炎、尿毒症瞧不好，白血病瞧不好，现在这三个病基本不成问题，真能保好。所以我说，瞧病就得保好，才行。不许试试，说我会开方儿，你就试试啊，拿人这儿开玩笑！得保好，才叫瞧病。是不是？瞧病就得保好。说这个病我不保好，我不认识，不敢瞧，告诉人家。是不是？你瞧我最近瞧了起码有五六个，肝硬化，肯定有疗效，就好了。你像张广厚，好极了。你们几个人可以，有的同学，我们几个人可以带你们去瞧瞧，现在还在中日（友好）医院住着呢，出院之后这回感染住的中日（友好）医院。现在上个礼拜我带着（学生）去了，去给他看去了。这回是感染了。（肝硬化治疗）一年，好极了。

那么入血呢，就是耗血动血，治疗的方法就是凉血散血。这还是叶香岩的说法。原则是对的。动血包括了呢，发斑、发疹、吐血、衄血、这个便血等等的，内脏出血，都是血分。什么叫动血呢？由于热郁于内逼到血分，出血，就是把身上的血不能按正常的循环，反着逼的，或者皮肤，或者内脏外，或者大出血，是不是？肠出血也得算啊，胃出血也算啊，脾脏出血，等等、等等、等等。意思就是说热郁于内而出的血，一定要用这个方法，凉血散血。

其为热盛动血，不能一味止血。他是"热盛"动血，有人说，别的行不行啊，那血小板减少症不行，紫癜也不行，过敏性紫癜也不行。中医辨证论治要辨证论治，可是很多的问题要懂，血小板太少了，正常是二十万（指每毫升，后同）、三十万，现在一万，大量出血，你还犀角地黄汤不行，凉血散血不行，就得有新的方法了。我所说的，要求你们，不是达到犀角地黄汤，而是人家那些吃激素都不行，血小板一万，甚至于几千了，让你治好了才行，才是中国医学呢。是不是？有人刚才就乐，就认为你怎么认为好像是温病进步了呢？是进步了，要求今儿个你比这个要进步。是不是？比如现在我敢瞧白血病，起码一年来我（治疗的白血病患者）原来在北医那儿老得输血，我（治疗后）不用输血。现在我家里还有两个呢，不用输血，就好了。孩子在外头玩儿啊，你说算不算好？当然得治它几年以后，血象都得正常了。肝硬化也是一样，（还有）尿毒症，基本上能够保好。尿素氮八十几我就不害怕，一百多的确实是紧张一些个。确实是，就是通过怎么着呢？你这个你净念《伤寒论》能行吗？那尿毒症你治得了吗？肝硬化，你就鳖甲煎丸，你就会一个鳖甲煎丸能治得好吗？这三个病都是过去我在东直门医院，管内科的时候，我管病房，都是失败的。可是现在经过十年之后（保好）。过去肾炎（患者），那是挨着个儿死，白血病也是，肝硬化也好不了。现在有办法了。

不能一味止血。炭类止血，我在杂志上发表过一个稿子，就是我，我的先严，我的父亲啊，他在民国几年，现在呢，是七十多年了，民国几年，大概一九一几（年）吧，在北京有这么一个患者。我们看看，有的看过杂志的，有的没看过的。这个人是什么呢？就是恭王府，清室，那么他们家里的一个孩子，就是出血，鼻子出血，发高热，鼻子出血，那么当时请了很多名医，哎，很清楚，原先我父亲有日记，他就说，都用的炭药，什么这个炭那个炭，荷叶炭啊，什么藕节炭啊，都止血啊，中医的理论就是黑能止红，有效。可是没用，吃完了没用。后来就请，当时北京有一个德国医生叫迪伯尔，是德国大夫，那时候就说是宣统（皇帝）没有退位以前，宣统（皇帝）的病就是迪伯尔治，给宣统（皇帝）瞧病，这么个外国西医大夫。那么先父呢，那时候不是在太医院当院长嘛，也跟迪伯尔很熟，常一块儿会诊，给宣统（皇帝治病），就是比较早啊。那么恭王府这个孩子不是鼻衄血吗？因为迪伯尔（诊金）很贵啊，出一趟诊现在说得几百块啊，（按照）今天的情况得几百块钱。咱们比如出诊三块，要不一块，他就几百块，那么些。那恭王府有钱哪，他用什么呢？焊血管儿，用电焊。鼻子个流血了，可是嘴里大量地吐，血一块儿一块儿的。那么在这个时候，人家就请我的先父，说介绍吧，因为他是清朝的，清室的太医院的院长吧，请来一看，当时到那儿去之后他一看，他说啊，这孩子，要出麻疹，吃这个药之后，可能三四个钟头要出，或者明天出。这儿来的这些恭王府很多的亲友啊，当时全是人啊，就议论啊，他这不是，你这不是瞎说吗？是不是？你怎么说出疹子，跟出疹子有什么关系？假如要是我们没名儿的去了，人家跟（着）就请你走了，给你三块钱你走吧。可是他呢，因为很重视，说就行了，就取药开方子。说疹子一出来，赶紧给我打电话。那时候已经有电话了，我们家反正就是，就是有电话了。过了三个钟头就来电话了，说烧（发热）啊，退多了，孩子也安静了，血不流了，身上全是疹子，说请您再来看。当时大概是下午六七点钟，又去了一次，好了。说这疹子出三天啊，基本上就好了。就开了一个方。过了几天全都好了。谁给我讲的呢？就是孔伯华，孔先生，跟我讲的，他跟我讲的，说你父亲那叫瞧病，就举了几个病例，那叫瞧病。说一般这个，咳嗽发热，弄点儿枇杷叶什么的，那不叫瞧病。是不是啊？所以我们就记住虽然是个病例，我在杂志上发的，写过这个，很多，像先严他的很多病例，就是你瞧着都不太（相信），都是，可是成功了，他治成功了。就是说中医的水平很高，不是四物汤补血，四君子汤补气，是不是？像我们东直门（医院）我们有一个大夫，现在也不错了，他说得好，嗨，中医这病不是气虚就是血虚，反正我有八珍汤，全能治。这都是诬蔑我们中医，不学无术啊，胡说。

不能一味地止血，首当凉血解毒，就是用凉血，在这个时候应该用凉血解毒。血凉了，就不妄行，热则迫血妄行，一凉呢，就不妄行了。活瘀，散血，可止。瘀散血可止。这儿我再说一个病例。那天那个同学跟我说您说点儿病例我们听听，给我们讲讲。我再说一个实在（的）病例。好像是一九六二年、六三年吧，那北京医学院的第一附属医院，现在的院长，高院长，他是北医第一附属医院的正院长。他得了一个病，什么呢？血小板减少（性）紫癜。当时呢，他（是）北医的院长啊，那么些个你瞧瞧，北医附属医院、白塔寺人民医院，都是北医的啊，都是北医的（附属）医院。看了半年没好，还出（血）。出血到了什么程度呢？他挨着桌子压一会儿，全是出血点。血小板（多少）我忘了，大概顶多一万，那么那个时候呢，就是白塔寺人民医院有一个血液病的专家老大夫，中医，叫徐（什么）徐老，也是，跟秦伯未秦老同一时候的。徐老给瞧呢，没见效，后来北医呢，就请我们北京中医学院的顾问，秦伯未。你们知道吧，秦伯未秦老，他是卫生部的中医顾问，中医学院的顾问，是内科的技术指导，中医学院的技术指导小组的组长，是这么一个（权威）。我当时是管内科的病房，主要是管这个科研，内科病房，教学那时候好像（是）我跟董建华吧，两个人，管内科。那么当时是马院长，她的哥哥就是马万森，心脏病专家，可老了。那么马万芬呢就是我们东直门医院的院长。秦老给瞧了一两个月了，病没好。她找我，她说，赵大夫你给瞧瞧。当时我很顾虑，因为什么呢？他（秦老）是我们第一把手，技术指导小组组长，我跟秦伯未秦老关系很好，因为我在病房么，他主要是技术指导么，就在病房，一个礼拜查两次到三次（房）。我就怕关系（搞）不好。所以我就跟马院长说，我去瞧合适吗？马院长说，不要紧，明天呢，他（秦老）到长春去，开会，借着他出去，你瞧合适，一点儿事儿没有。我说那行。要不然，他说秦老瞧不好，我万一要是瞧好了，我说不好看，我就怕人家不好看。当时我就瞧去了。那个马院长马万芬跟这个高（院长）呢，俩人在新中国成立的时候都是北医的，当科长，反正俩人是老同事了。来了，第一次来到这儿，带着什么人呢？内科副主任、内科两个副主任、院长办公室主任，反正是院里头（管）行政的这些个，六个人。那时候我们有高干室啊，一看，当时呢，高兴同志呢，在车上就下不来了，几个人搀着下来的，一天吃一两饭都吃不进去，虚弱到这样。我一看那方子呢，当然到今天我也不愿意评论，都是很贵的，都是止血药、凉血药、止血药，当归啊、白芍啊、鳖甲啊、牡蛎啊、龟甲啊、仙鹤草啊，什么类似这些药，都是止血凉血的，什么首乌藤啊，都是这类药。但都是，连北医的徐老（开的）都是，不见好。那么当时呢，我呢，就开了第一个药，开上什么呢？干姜。给我写方子的呢，是个"西学中"（的人），他是秦伯未秦老的徒弟，"西学中"，因为秦老走了，他就给我写方子。他就捅我，说，赵老师，您怎么使干姜啊？我说得使干姜。第二个药，黄芪，他又小声说赵老师，可不能试。他这一说不要紧，人家那俩北医副主任，都学过中医，"西学中"，他说赵老您这方子吃不了。我说怎么呢？他说吃了更坏，您倒给高院长治坏了。第三个药好像是桂枝。越开他越不让开了，（刚）开了五六个药，不让开了。我说也差不多了。他说不能吃，您这药吃了，大出血。我很难解释啊。我说这样好不好，后来我也考虑，马院长也在这儿，你说我也不能犯那个（禁忌），我不瞧就行。我说你这样吧，可能是不好，你看，我估计是好。我说这样，一剂药吃两天行不行？一天吃半剂，我说这半剂你要怕它力量大呢，半剂的半剂上午吃，半剂的半剂下午吃。这一剂药啊，分两天，分四个上下午吃。先吃个半剂，吃个第一道的二分之一，上午，假如不好，下午就别吃了，好啊，下午再吃。就这样把这个病算瞧完了。是不是？院长办公室主任都怕我给治坏了啊，就这样。那么吃了这两剂药过了三天，打电话来了，马院长找我去了，说，赵大夫，这高院长很好，还来，说你今儿个下午来不来？我说，我来啊。来了。下午来了，好极了，说现在我能吃四两饭了，我能下车，自个儿下车走得很好，现在这出血点没了。第二次（开）药我这黄芪就一两了、党参一两、桂枝就六七钱，还是这方子，加重了，药力量大多了。那么这是第二次瞧。第三次瞧完之后，基本上就全好了。就是血小板少，长到八万，可是症状没了。那么再有一个礼拜，好像是第三个礼拜，高院长就上我家去了，骑车自个儿去了，礼拜日。他说，赵大夫你忙啊，他说，我啊，骑车都行了。看看，到今儿个。后来怎么着呢？后来（血小板）就八万多啊，不太（往上）长了。因为这个在北医啊，让他们同学在西城区调查了一次，调查了一万人，血小板啊，好像都是九万、八万、十万。最后的结论，八万就够了。教科书上虽然写的三十万、二十万，八万实际上就够了。通过这个病例你看看，到今儿个高院长还是活得挺好。前年，他又要（瞧病），老啦，跟我这差不多了，什么病呢？同学们别乐啊，什么病呢？他是舌头黑，黑得跟墨一样黑，就跟这黑板这么黑。咱们有一个同学是一九六二（毕业）的，他现在是哪儿呢？北医的前边，肿瘤所，肿瘤研究所的所长、书记。他虽然六十七八，跟我差不多啊，还当书记。他后来给我打电话，说，这回得请你了，你的学生治不好，俩月，我这舌苔没治下去。吃了我点儿药就好了。后来我说，那时就是接近腊月二十二三了，我说你啊，可以出院了。因为底下是肿瘤所办公室，上边就是他们北医高干病房。他说，我下去，瞧瞧这些文件。他就下来了，瞧瞧文件。第二天就发高热，我都不知道。因为他是院长啊，这个高干病房主任医师就给用上很好的药，青霉素、链霉素、卡那霉素、红霉素。哎，这些个药，很好的药。好，药用完了之后，第二天就哮喘，憋得气都上不来。气上不来呢，之后就给我打电话，就说（我）是老高啊，喘得要不行了。说一定请你来，北医的院长，都说要你来。我就去了。因为我们很熟啊，是个很熟的人啊，我就去了。到那儿我就问这个主任医师，这个病房这个主任，说高院长这个是过敏，底下连喷激素，都加上了。过敏，药物过敏。哦，我说，药物过敏，你把你这药给我停了行不行？他说，不能停。哎，你看看，有时候西医说话很不客气，不能停。我说怎么（不能停）？他说，停了现在很要紧，高院长就窝在这床边上，坐在地下窝着，两天两宿啊，喘不过气来，脸都黑了，一点精神都没有。我说不是过敏吗？你把这药源一去，不就不过敏了吗？不行，他说，我要把这药拿下来，他要死了我是事故。我说，扎着这个（死了呢）？他说，没事，死了我不怕。哎呀，我也着了急了，我就跟他爱人说，他爱人姓郭啊，我就说老郭啊，这怎么办？他爱人也没法儿了，虽然高院长是老院长了，大家伙儿很重视他，我也没办法。说，赵大夫您就，他扎他的针，您就给开个方儿不行吗？我说，行是行，我保不了活啦。我说，他已经微弱极了，高院长很瘦弱啊，喘了四十八个小时了，我说，这人水米没进，这人已经不行了，给氧都不行了。他非让我开个方。结果我这回真着了急了。我开的方子很重。我知道，高院长你死了，开的方吃，你也死，不吃，你也死，反正是（死）。开完方子了。我跟他说，说明天早晨八点，给我往中医学院办公室给我打电话，我说，我准到那儿。假如好了，我赶紧再来再给换方，要是不好啊，你就甭给我打电话了，我的意思就是说，死了就甭给我打了。可是八点以后没有消息，我就着急了，我就往病房，北医的病房给打了个电话。他的爱人姓郭，接的电话，说我在这儿等着呢，要拨拨不出去。他说老高啊好了，全好了。我说什么？他说全好了，说您来吧，我们车接您去。好，那就车接来吧。到那儿一瞧，高院长好好儿的，喝粥呢。说赵老，你这回又救了我一条命。你看看中医，就是高院长，北医的院长啊，现在肿瘤所的书记。所以这个就像这些病历呢，有时候就说您应该留下点儿我们瞧瞧，什么呢？第一个，主要的是小青龙（汤）、人参蛤蚧散、黑锡丹。抢救。你瞧瞧他那儿要死，你瞧瞧中医行不行？过了一个多月，高院长就上我家去了，他说，不上他那儿住院了，他上我家来。礼拜日。正好礼拜日，屋里头好些个人，人很多，就辩驳中医、西医行不行，有人那儿讨论上了。后来我也不好说是中医行，西医不行，因为我那儿中医也有，西医也有，到那儿也有瞧病的，也有看着我瞧病的。高院长来了。我说好极了，高院长来了，说高院长你请坐，你说说，中医能治急症不能治？他说中医能治急症，他说我这条命啊，就是赵老一回给我救的。你看看中医行不行。

那么底下我们再讲一讲。就是说中医，关键是临床，你们千万记住这个话。为什么我要说这个呢？临别赠言啊。今儿个就完了，我再不讲了，是不是？你看看，谁成谁不成。明儿个，假如有机会，我给高兴请来，北医的院长，让他说说，你说中医行不行？能治急症吗？让他说。所以说非你说才行啊，别人说他不信啊。

咱们现在讲解这一段的原文。这一段的意思呢，就是动血，凉血，就是说止血、凉血跟化瘀，跟活瘀，这些个矛盾，怎么掌握合适？不是出了血你就犀角地黄汤，什么什么汤，我们这儿有个毛病，当然我说的意思你们要记住，不是说别的教授，也不是说别的老师，往往不大临床的人，就告诉你了，你就开犀角地黄汤（治疗）出血，你就开什么什么汤（治）出血，止血，是不是？他万没想到，我用附子止血，他万没想到，参附汤止血，你止啊。很多的时候要根据情况，你瞧北医这个院长就是，假如有这个例子，有一百个例子，就跟我上回给你们讲的剥脱性肠炎，首都医院瞧的，像友谊医院那儿昏迷，像王雪涛，什么阜外医院的那个，那个病窦，绿脓杆菌（铜绿假单胞菌）的发高热一个月。类似这个，假如说有一百个病例，你说，哪个西医不服你？上次我说了一个医院，就是咱们北京市最大的那么一个医院，不是不好说嘛，301（医院）提出来让我去，到那儿一剂药就好了，四十三度（43℃），烧了半个多月啊。所以我为什么我跟你们讲呢，一定学真本事，不要乐，我非常尊重《伤寒论》，《伤寒论》传下来，才出的吴又可，吴又可（再）下来，才出的叶香岩，叶香岩下来，才出了，这个什么薛生白啊，这些个人。我就说你们，比我要高得多啊，你们一定要好好掌握啊。是不是？能不能够看病，在这儿呢。说中医成不成？我没让你给我写一篇《论阴阳》，我让你给我瞧俩病。是不是啊？所以我呢，要告诉你们注意这个，临床，重视它。

那么血分证，是热病最深重的阶段，也就是最后阶段，多半是从营分传来的，到了血分。这个阶段怎么来的呢？伤阴，那么阴伤，热郁，动风，动血，这个几个特征，所以甭管它斑疹，也甭管它出血衄血，反正都是血分，从营到了血了。就是血不足了，血郁热了，出血了。先热，出血，后头血，阴不足了，肝肾阴亏了，形成虚风了，虚风动了，肝肾都枯竭了，到了就完了。都是热邪烁伤血络，热迫血而妄行，就是热盛动血。所说的耗血呢？是指热邪烁伤了血中的营养物质，就是肝血、肾精，都消耗得差不多了，所以叫虚风内动，瘛疭，所以用的呢，大小定风珠、三甲复脉汤、二甲复脉汤，是这个。

治疗血分证，凉血散血，它只是对热盛动血说的，是不是？凉血，指的是凉血，用一些个咸寒药，苦寒药来清解血分的郁热。除掉了动血的原因，热不清则血不能止。徒用炭药止血，热邪内闭，血热未清，不仅血不能止，而且郁久血分越热，越热越郁，倒增加出血。这些道理我们要明白。最后必然导致更大的出血。是这样的一个事儿。不是凉血就行，血热应该凉，凉不能过用，凉到十分之五六、六七就行了，过多了寒凝，涩而不流，瘀血。什么叫中国医学？这叫中国医学。不是犀角多使，啊，他们有钱，是不是？上回我在首都医院，这句话不是瞎说的，我在首都医院给一个，有一个外宾，是吧，你们别（往外）说啊，也是非常有名的，买俩犀角，好么，这外国人还真有钱，买这两个犀角，在香港买的，俩犀角给吃了，他那血，还是不行。所以我说，不是重药（就好）。有时候咱们一说呢，好像，我这不是说他不好，就是说你们，年轻的同志，不能以多用就行。犀角一分要没效，一两也没效！俩犀角也没效！你记住了。我父亲（在我）小时候就跟我说啊，钥匙开锁，我跟你们讲过，钥匙不是金钥匙、银钥匙就行，可能就铁片儿，对了碰，一碰就开。开这锁，是对了一碰就开，不是使劲扳，也不是金的好，白金的好，不是。这我父亲在我小的时候说的话。他有时候就随便一说，很有意义。他给我讲的这个屋里热，怎么开窗户，那我记得，七八岁，记得清楚着呢。现在（的中医）就知用白虎汤，不行用犀角，用羚羊，用三宝，全错了。

下边儿我再讲，热盛动血，能够形成瘀的，有两个原因，有两个，第一个是热迫血行，热迫，血妄行，离经之血呢，正在血脉之中，本来妄行了，成了瘀了，所以斑啊、鼻衄啊、便血啊，必须用活血化瘀，散而逐之。凉不行，你必须活动它，排了它。再告诉你们一个，治血证，我突出的用的什么呢？用的醋制大黄。这是我父亲他用的，跟他学来的。我说你怎么用大黄呢？就是主要用它活瘀。要懂得这些个深的理论，不是止血。你就开个什么什么止血散吧，不行。第二一个，热盛阴伤，血呢，涩滞不畅，必须用甘寒，养阴增液。干什么呢？以畅血行。就是说他血分热，盛的，把这热去了，不让他妄行，但是不许过。过则寒凝，成了瘀了，又不通了。热去瘀散，动血可止。热去了，瘀散了，动血就好了。是不是啊。那么，今天我讲课就到这儿就结束了，那么底下呢就是安排作业，那么怎么做，（做）什么，我们这作业怎么安排呢？那么温病是一个很高深的理论，在中国医学里头，属于比较后头，比较新生的，清代才开始的。那么它呢，它的优点是什么呢？结合了治热性病、治感染（性疾）病、治传染性疾病，这个是它的特点。为什么我常说必须在临床上要给你们讲一些个用药，甚至于是治疗，病例，就是让你们触动你们，启发你们，这些个治疗病。为什么不让你们记死方儿呢？这个就是什么什么汤，那个就是什么瘀血，什么抵当汤，你想行吗？你们说说这高院长用抵当汤行吗？不是啊，都是把这病机掌握好，要运用客观的检查，我们脉、舌、色是我们中医检查的一个基本功，要掌握好。那么我们这个结束之后呢，怎么安排呢？就请你们每一个人把我这个讲的这个复习复习，之后想出来了，温病，我讲的哪一段儿，一段儿或者一句话，认识它，有自个儿的看法，也可以反过来，驳我，比如我说透热转气怎么怎么好，你说错了，没有啊，可以，也可以。就是写这么一篇认识论文。哎，怎么叫（认识），得深进去，我的意思就是告诉你们深进去，学中医必须深进去，不是四君子汤、八珍汤就解决了。不怕我说一个舌，不怕说一个脉，比如我开始头一天讲的，卫分证，卫分证是温热，口鼻吸受而来的，因为它是热的病因，到里头更热，所以治疗必须用清法。伤寒是受的寒，是受的风寒，从皮毛来的，要解表，虽然这么个理论，你就能够发表一篇论文，是不是啊？比如说透热转气，比如说止血不许用炭药，不是不许，而是不许用过多的凉药。热郁要凉，主要是热要凉，这个郁要开。都是些个理论，每一句话都能深进去，不是几个字儿的问题，也不是一个方儿，那么今儿讲课就到这儿，就结束了，完了。